全国卫生职业院校规划教材

供高职高专护理、助产专业使用

# 临床护理实践技能

主　　编　张朝鸿　江领群

副主编　黄吉春　蒋　莉　李红莉　彭　奇

编　　者　（按姓氏汉语拼音排序）

**重庆医药高等专科学校护理学院**

蔡佩璇　曹红丹　董志甫　黄吉春

贾　佳　江领群　蒋　莉　雷　宁

李红莉　李燕燕　刘　永　刘春江

刘善丽　刘晓青　彭　奇　唐雪雁

王梁平　张　懿　张朝鸿　张小娟

**重庆医药高等专科学校临床学院**

陈　懿　陈华容　桂　琛　肖　娟

**重庆璧山区人民医院**　张洪敬

**重庆市第五人民医院**　林玉筠

**重庆江津区中心医院**　李原莉　吴元勇

编写秘书　李燕燕

科学出版社

北　京

## 内 容 简 介

　　本教材是根据高职高专护理专业的培养目标,在深入研究护理专业核心课程的课程标准,以临床护理岗位需求为标准,结合多年的教学改革经验的基础上编写的。本教材将临床常用的专科护理技术整合为六个大项目、61个工作任务。教材内容实用,针对性强,每个任务均由案例引入,力求与临床工作岗位紧密接轨;每项任务的操作目的明确、步骤清晰,并配有清晰的图片。

　　本书可供高职高专护理、助产专业使用。

**图书在版编目(CIP)数据**

临床护理实践技能/张朝鸿,江领群主编.—北京:科学出版社,2015.8
全国卫生职业院校规划教材
ISBN 978-7-03-045507-9

Ⅰ.临…　Ⅱ.①张…②江…　Ⅲ.护理学-高等职业教育-教材　Ⅳ.R47

中国版本图书馆 CIP 数据核字(2015)第 195894 号

责任编辑:张映桥 / 责任校对:胡小洁
责任印制:徐晓晨 / 封面设计:范璧合

科 学 出 版 社 出版
北京东黄城根北街 16 号
邮政编码: 100717
http://www.sciencep.com

北京虎彩文化传播有限公司 印刷
科学出版社发行　各地新华书店经销
*
2015 年 8 月第 一 版　　开本:787×1092　1/16
2019 年 7 月第五次印刷　　印张:9 3/4
字数:228 000

**定价:29.80 元**
(如有印装质量问题,我社负责调换)

# 前　言

　　为了适应高职高专护理教学改革需要,充分体现职业教育基于工作过程的"项目引领、任务驱动"课程建设和"教学做一体化"的教学模式改革特点,开发紧密结合医疗卫生服务实际的实训教材已成为当务之急。重庆医药高等专科学校借市级示范校建设之机,充分利用重庆市医药职集团平台和行业办学优势,创新开展了"1+2"院校融合、人才共育的人才培养模式改革,构建了与临床护理岗位接轨的课程体系,在课程建设方面取得了一定成绩,由我校临床护理各教研室与具有丰富临床护理经验的行业专家共同开发编写的《临床护理实践技能》即为示范校建设的成果之一。

　　本教材是根据高职高专护理专业的培养目标,深入研究护理专业核心课程《健康评估》、《内科护理》、《外科护理》、《妇产科护理》、《儿科护理》、《急救护理》的课程标准,以临床护理岗位需求为标准,结合多年的教学改革经验的基础编写的。本教材将临床常用的专科护理技术整合为六个大项目、61个工作任务。教材内容实用,针对性强,每个任务均由案例引入,力求与临床工作岗位紧密接轨;每项任务的操作目的明确,步骤清晰,并配有清晰的图片。适合高职高专护理、助产专业使用。

　　本教材所涉及任务的目的、适用范围、方法与操作步骤、注意事项等都与专业课程理论教学息息相关。作为护理专业核心课程的实训教材,书中尽可能避免了与课程教材的重复叙述,故在实际教学过程中应注意参考相关教材。由于校内与各院校结合点的教学模式和实际情况有一定区别,技能实训教学的组织和运行状态不同,故在使用过程中应结合实际,灵活应用,以取得指导学生临床护理基本技能实训的良好效果,为培养高素质技术技能型护理人才打下坚实基础。

　　鉴于编者的学识水平和专业能力有限,加之时间仓促,书中难免有疏漏、错误之处,诚恳希望使用本教材的师生及同仁指正。

　　本教材在编写过程中得到了参编医院领导和同仁的大力支持与帮助,各编者参考了有关教材及专著,同时基础护理教研室王瑞敏教授给予了具体指导,在此一并致谢!

编　者<br>2015 年 6 月

# 目　　录

项目一　护理评估技术 ……………………………………………………………………（1）

  任务一　健康史采集 ……………………………………………………………………（1）

  任务二　身体评估基本方法 ……………………………………………………………（2）

  任务三　生命体征评估 …………………………………………………………………（5）

  任务四　呼吸系统评估 …………………………………………………………………（7）

  任务五　循环系统评估 …………………………………………………………………（10）

  任务六　消化系统评估 …………………………………………………………………（12）

  任务七　神经系统评估 …………………………………………………………………（16）

项目二　内科疾病常用护理技术 ………………………………………………………（20）

  任务一　X 线普通检查准备技术、造影检查准备技术 ………………………………（20）

  任务二　胸腔穿刺术的护理 ……………………………………………………………（24）

  任务三　体位引流法 ……………………………………………………………………（26）

  任务四　呼吸功能锻炼 …………………………………………………………………（27）

  任务五　简易呼吸器的应用护理 ………………………………………………………（29）

  任务六　哮喘患者药物吸入技术的护理 ………………………………………………（31）

  任务七　心电图机的使用 ………………………………………………………………（32）

  任务八　心电监护仪的使用 ……………………………………………………………（34）

  任务九　特殊用药护理技术 ……………………………………………………………（37）

  任务十　心脏电复律操作护理 …………………………………………………………（40）

  任务十一　人工心脏起搏器的护理 ……………………………………………………（42）

  任务十二　胃镜检查护理技术 …………………………………………………………（45）

  任务十三　超声检查护理技术 …………………………………………………………（46）

  任务十四　腹腔穿刺术护理 ……………………………………………………………（48）

  任务十五　尿标本采集 …………………………………………………………………（50）

  任务十六　血液透析护理 ………………………………………………………………（52）

  任务十七　骨髓穿刺护理技术 …………………………………………………………（53）

  任务十八　造血干细胞移植的护理 ……………………………………………………（55）

  任务十九　血糖、尿糖监测技术及治疗 ………………………………………………（57）

  任务二十　腰椎穿刺术护理 ……………………………………………………………（62）

  任务二十一　面部按摩护理 ……………………………………………………………（63）

  任务二十二　运动障碍（急性期、恢复期）护理 ………………………………………（65）

项目三　儿童护理技术 …………………………………………………………………（67）

  任务一　新生儿复苏 ……………………………………………………………………（67）

  任务二　新生儿日常护理（沐浴、眼部、脐部、臀部护理） …………………………（69）

  任务三　温箱使用法 ……………………………………………………………………（72）

  任务四　光照疗法 ………………………………………………………………………（74）

　　任务五　婴幼儿配乳及乳瓶喂养指导 ················································ (76)

　　任务六　小儿体格生长测量及评价 ····················································· (78)

　　任务七　头皮静脉输液法 ································································· (81)

　　任务八　婴幼儿给药的护理 ······························································ (82)

　　任务九　臀红护理法 ······································································· (84)

项目四　外科常用护理技术 ········································································· (86)

　　任务一　外科常用器械认识与传递 ····················································· (86)

　　任务二　手术人员的无菌准备技术 ····················································· (90)

　　任务三　常用外科手术体位的安置固定技术 ········································ (95)

　　任务四　无菌器械台准备和管理技术 ·················································· (98)

　　任务五　手术区铺巾及巾单传递技术 ················································· (100)

　　任务六　常用手术包准备技术 ·························································· (102)

　　任务七　手术区皮肤准备技术 ·························································· (103)

　　任务八　清创术及换药术 ······························································· (105)

　　任务九　胃肠减压护理技术 ···························································· (109)

　　任务十　腹腔引流护理技术 ···························································· (110)

　　任务十一　胸腔闭式引流的护理技术 ················································ (112)

项目五　急救护理技术 ·············································································· (115)

　　任务一　创伤急救止血技术 ···························································· (115)

　　任务二　创伤急救包扎技术 ···························································· (118)

　　任务三　骨折现场急救外固定术 ······················································ (124)

　　任务四　创伤患者搬运技术 ···························································· (128)

　　任务五　徒手心肺复苏术 ······························································· (132)

项目六　妇产科护理技术 ··········································································· (135)

　　任务一　女性生殖系统解剖 ···························································· (135)

　　任务二　妊娠生理：妊娠子宫及胎儿附属物 ······································· (137)

　　任务三　骨盆外测量、腹部四步触诊及宫高、腹围测量 ························ (138)

　　任务四　胎心音听诊、胎动计数指导 ················································ (140)

　　任务五　产包准备、产程观察、外阴冲洗消毒 ···································· (141)

　　任务六　会阴切开缝合术护理 ·························································· (143)

　　任务七　坐浴、会阴湿热敷、阴道灌洗、阴道上药 ······························ (144)

参考文献 ······························································································· (150)

# 项目一　护理评估技术

## 任务一　健康史采集

**病例**

患者,女性,48 岁,自述咳嗽、胸痛来院就诊。

问题:1. 护士应如何收集病史资料?

　　　2. 护士应收集哪些方面的资料?

**【目的】**

1. 通过与患者交谈,建立良好护患关系。

2. 通过收集患者疾病资料,找到患者存在的护理诊断,为实施护理提供依据。

3. 学会进行健康史资料收集,整理和分析。

4. 了解病情变化。

**【适用范围】**

各级医院的住院及门诊患者,收集患者病史资料。

**【操作步骤】**

**(一) 准备**

1. 环境准备　环境清洁,安静,温度适宜,必要时屏风遮挡。

2. 护士准备　衣帽整齐,符合要求,修剪指甲、洗手、戴口罩。

3. 用物准备　听诊器、记录本、笔。

4. 患者准备

核对:核对床号、姓名。

告知:实施进行交谈的目的和注意事项,取得患者配合。

**(二) 实施方法**

交谈是建立良好护患关系的开始,可分为正式交谈(事先通知的、有目的、有计划的交谈,如采集护理病史)和非正式交谈(护士在与患者日常接触中如护理查房、护理操作中与患者的交谈,护士从交谈中取得关于病情的发展、心理反应等信息)。

1. 健康史采集方法

步骤 1　准备阶段

安排环境:让患者感觉舒适,保护患者隐私。

选择时间:尽量方便患者或者知情人,不和医生问诊、查体时间重叠。

参阅资料:护士在交谈之前应查阅患者现有资料,复述健康史采集内容及注意事项。

明确目的:是进行完整健康史采集或是了解病情变化。

步骤 2　开始阶段　自我介绍、医院环境介绍,了解患者对住院环境的看法,在平等的氛围中介绍病室的规章制度。

步骤3　深入探讨　护士根据交谈目的提出问题,从患者容易回答的问题入手,逐步深入。采用开放式提问、封闭式提问、直接选择式提问或澄清、复述、反问、质疑等交谈技巧。交谈对象如不善于主动陈述问题,护士应暂停提问,加以引导。如遇被评估者离题太远,护士可给予启发使之进入正题。

步骤4　结束阶段　复述谈话的重点内容,澄清患者存在的疑虑,如对医院环境的陌生、家属探视要求、治疗顾虑等。

2. 健康史采集内容　一般资料、主诉、现病史(起病情况、主要症状特点、病情的发展及演变、伴随表现、诊疗护理经过等)、既往健康史(曾患疾病、外伤手术史、预防接种史、过敏史)、用药史、生活史(生活嗜好、习惯)、生长发育史、家族健康史。生活状况、自理情况(饮食、睡眠、排泄、活动、健康感知)。

### (三) 整理床单位及用物

协助患者取舒适体位,整理床单位及用物。

### (四) 处置用物

按医院感染管理办法规定,分类进行用物处置。

### (五) 记录

洗手,将所收集的病史资料记录,分类。

【注意事项】

1. 沟通原则　真诚、热情、同情、信任。

2. 语言应通俗易懂,避免诱问和逼问。

3. 尊重患者信仰及价值观,为患者隐私保密。

4. 其他医院转诊的资料不能代替亲自交谈。

【护患沟通】

1. 向患者表示感谢,谢谢配合

2. 护士会根据患者病情及需要提供护理。

3. 注意休息,多饮水,避免情绪激动、剧烈运动。

4. 告知患者护士会巡查病房,如需要请及时按铃呼叫。

(李原莉)

# 任务二　身体评估基本方法

| 病例 |

患者,男性,25岁,因上腹部疼痛5年、黑便2天入院,患者于入院前5年出现上腹疼痛,为饥饿不适感,在当地诊所所诊断慢性胃炎,经治疗后症状缓解。以后每当饮食不规律或劳累后出现上腹疼痛,自服药缓解,近一周因工作多,饮食不规律,出现腹痛和黑便。

问题:1. 护士对患者进行身体评估应做哪些?

2. 身体评估的基本方法有哪些?如何实施?

【目的】

护士通过身体评估,了解患者生命体征及各系统的病理改变,以便了解病情变化和发现健康问题,为实施护理提供依据。

【适用范围】

各级医院住院、门诊患者。

【操作步骤】

（一）准备

1. 环境准备 环境清洁，安静，温度适宜，屏风遮挡。

2. 护士准备 衣帽整齐，符合要求，修剪指甲、洗手、戴口罩。

3. 用物准备 体温表、血压计、听诊器、叩诊锤、记录本、笔(图1-1)。

4. 患者准备

核对：核对床号、姓名。

告知：身体评估的目的、方法、注意事项，消除患者紧张情绪，取得患者配合。

评估：了解有无影响身体评估结果的观察的因素，如剧烈运动、情绪激动、冷热敷等。

（二）实施方法

1. 视诊 与患者见面即开始，是护士用视觉来观察患者全身或局部表现的检查方法，是最基本和最自然的检查方法，应用范围广泛，可提供重要护理资料。视诊时要求有适宜的室温、自然光线、充分暴露被检查部位，

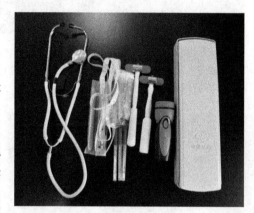

图1-1 身体评估常用工具

步骤1 患者取坐位或卧位，护士站在患者右侧(卧位)或患者右前方(坐位)，按顺序进行。

步骤2 全身视诊 如营养状况、皮肤颜色、面容表情、姿势、步态、体位等。

步骤3 局部视诊 舌苔、呼吸动作、血管搏动、水肿等。

2. 触诊 是护士用手的感觉来发现患者身体某部有无异常的检查方法，广泛用于身体各部位的检查，尤其是腹部检查，它还可以弥补视诊的不足。

步骤1 患者取坐位或卧位，护士站在患者右侧(卧位)或患者右前方(坐位)。

步骤2 常用右手的指腹和掌指关节部掌面进行检查，手应保持温暖、清洁。

步骤3 浅部触诊法 护士右手四指并拢，轻触患者体表，不引起患者的痛苦和肌肉紧张，主要用于检查身体浅表层部位的组织，如腹壁紧张度、阴囊等。

步骤4 深部触诊法 护士右手四指并拢，以较大压力进行检查，主要用于腹部检查，感觉腹腔内器官及肿块的大小、表面、质地、活动等。

(1) 深部滑行触诊法：指导患者进行腹式呼吸，放松腹肌，护士用手在触及的脏器或包块上进行上、下、左、右的滑行触摸。

(2) 双手触诊法：将左手放在被检查脏器或包块后方，并将其推向右手方向，护士右手放在被检查脏器的前面，两手配合进行检查。

(3) 深压触诊法：护士用一两个手指逐渐深压，以检查压痛点，然后迅速将手抬起以检查反跳痛。

3. 叩诊 是指护士用手指叩击或手掌拍击被检查部位体表，使之震动产生音响，根据听到的震动和音响特点判断所在脏器有无异常的检查方法。常用于肺和胸膜的检查，如了解肺上界、肺下界；有无肺组织病变，胸腔积液、胸腔积气等。

(1) 拳叩法：常用于检查肾、肝、脾等实质性脏器(图1-2)。

步骤1 用左手平放于被告检查部位，如肾区、肝区。

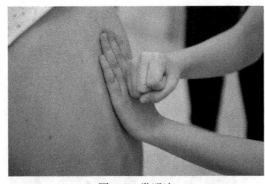

图 1-2　拳叩法

步骤 2　右手握拳,腕部垂直,轻轻敲击平放在被检查部位左手的手背,引起敲击部位处体腔内器官的振动。

步骤 3　询问患者有无疼痛等感觉。

(2)直接叩诊法:常于胸部病变范围较大时进行。

步骤 1　护士放松右手腕关节,用中指的末节指端与患者体表呈垂直进行叩击,或用右手中间三个手指的掌面直接拍击被检查部位。

步骤 2　仔细听取叩击时产生的音响,进行上下左右对比,判断有无病变。

(3)间接叩诊法(图 1-3)

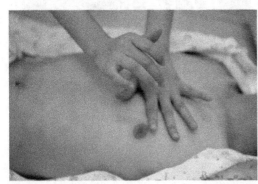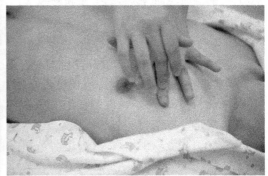

图 1-3　指指叩诊法

步骤 1　护士用左手中指第二指节平放并紧贴于患者被检查部位的体表,在进行前胸部和侧胸部检查时,手指与肋骨平行,进行肩胛间区检查时,手指与脊柱平行。

步骤 2　护士用右手中指指端垂直叩击左手中指第二节指骨的前端。

步骤 3　仔细听取叩击时产生的音响,进行上下左右对比,判断有无病变。

4. 听诊　用听觉听取人体体内脏器在活动时发出的声音,并判断其是否正常的检查方法。对心肺检查很有意义。

步骤 1　直接听诊法　用耳直接贴在被检者的体表上进行的听诊,仅用于某些特殊或紧急情况。

步骤 2　间接听诊法　借助于听诊器进行,广泛用于听诊心、肺、腹部等,以及听取血管音、骨擦音、胎心音等。

(1)正确使用听诊器:检查听诊器是否完好,选择合适的体件。钟形体件多用于听取低调声音;膜形体件用于听取高调声音。用手心温暖体件,以免接触患者皮肤后引起患者不适。

(2)将听诊器体件直接放于患者体表的听诊部位,如听诊心脏时放在各瓣膜听诊区;听肺部时放在肋间;听腹部时放于脐周。

(3)仔细听取,对比,判断有无病变。

5. 嗅诊　是护士用嗅觉辨别发自患者的异常气味及其与疾病关系的检查方法。异常气味可来自患者皮肤、黏膜、呼吸道、胃肠道;可以是患者的呕吐物、排泄物、分泌物、脓液和血液等。

(1)方法:护士用手将患者或分泌物等所散发的气味扇向自己的鼻部,判断气味的性质和特点。

（2）常见的异常气味：①呼吸气味：如蒜味见于有机磷农药中毒；烂苹果味见于糖尿病酮症酸中毒；氨味见于尿毒症；肝腥味见于肝性脑病。②痰液：如血腥味见于大咯血患者；恶臭味见于支气管扩张症或肺脓肿患者。③脓液：恶臭味可能是气性坏疽。④呕吐物：如酸臭味见于幽门梗阻；粪便味考虑低位性肠梗阻。⑤汗液：酸性汗味见于风湿热或长期服用阿司匹林的患者。⑥尿液：浓烈的氨味见于膀胱炎。⑦粪便：腐败臭味见于消化不良；腥臭味见于细菌性痢疾；肝腥味见于阿米巴痢疾。

### （三）整理床单位及用物

协助患者取舒适体位，整理床单位及用物。

### （四）处置用物

按医院感染管理办法规定，分类进行用物处置。

### （五）记录

洗手，将所检查的表现进行记录，签名。

**【注意事项】**

1. 关心患者，检查时协助患者放松及充分暴露被检查部位，对不必要暴露的部位给予适当覆盖。

2. 叩诊时动作应灵活、短促，用力均匀，每一部位可连续叩击2~3下，左右对比。

3. 听诊环境安静、体位适当、充分暴露听诊部位；听诊器体件要紧贴被检查部位。避免衣物碰触和摩擦听诊器；注意力集中，排除干扰。

**【护患沟通】**

1. 向患者表示感谢，谢谢配合。

2. 告知患者本次身体检查的结果。

3. 注意休息，多饮水，避免情绪激动、剧烈运动。

4. 告知患者护士会巡查病房，如需要请及时按铃呼叫。

## 附　胸部常见叩诊音

1. 清音　正常肺部叩诊音，提示肺组织的弹性、含气量正常。
2. 浊音　叩击被少量含气组织覆盖的实质脏器时产生的音响，如心脏与肺重叠区。
3. 鼓音　叩击大量含有气体的空腔器官时产生的音响，见于左下胸胃泡区和腹部。
4. 实音　叩击不含气的实质脏器如心或肝时产生的音响。
5. 过清音　介于鼓音与清音之间的一种音响，见于肺气肿。

（吴元勇　李原莉）

# 任务三　生命体征评估

**病例**

患者，女性，40岁，因发热、咳嗽、胸痛2天，气促1天入院，入院诊断为右上肺炎，需严密监测体温、脉搏、呼吸、血压。

问题：护士应怎样进行生命体征测量？

**【目的】**

通过测量患者体温、脉搏、呼吸、血压,了解患者全身情况,为医疗诊断、治疗及护理提供依据。

**【适用范围】**

1. 病情观察

2. 健康人体检

**【操作步骤】**

**(一) 准备**

1. 环境准备　环境清洁,安静,温度适宜,必要时屏风遮挡。

2. 护士准备　衣帽整齐,符合要求,修剪指甲、洗手、戴口罩。

3. 用物准备　体温计、秒表、血压计、听诊器、记录本、笔、小毛巾、医嘱执行单。

4. 患者准备

核对:核对床号、姓名。

告知:测量的目的、方法、注意事项,取得患者配合。

评估:了解有无影响生命体征测量值的因素,如喝热水、冷热敷、剧烈运动、情绪变化等。

**(二) 实施方法**

**1. 体温**

步骤 1　取体温计,检查有无破损,完好者将水银柱甩至 35℃以下。

步骤 2　擦干患者腋窝汗液,将体温计水银端放在患者腋窝处,嘱患者夹紧体温计,10min后取出。

步骤 3　取出体温计,正确读数,记录。

步骤 4　消毒体温计,用后的体温计放入装有消毒液的容器中浸泡,使用前清水冲洗、擦干即可。

**2. 呼吸**

步骤 1　测量呼吸前,应使患者安静,如有剧烈活动,应先休息 20min。

步骤 2　测量时不能与患者讲话,护士注意观察病员胸部或腹部的起伏,1 起 1 伏为 1 次,计数 1min。

步骤 3　危重患者气息微弱者用少许棉花,置患者鼻孔前,观察棉花被吹动次数,记数为 1 min。

步骤 4　将测量结果记录于记录本上。

**3. 脉搏**

步骤 1　患者取仰卧位,手臂自然置于躯体舒适位置,腕部伸直;如取坐位,病员应屈肘呈 90°。

步骤 2　检查者将食指、中指、无名指的指端按在病员桡动脉表面,以能清楚触到动脉波动为宜,计数 1min。

步骤 3　将测量结果记录于记录本上。

**4. 血压**(图 1-4)

步骤 1　检查血压计,打开血压计水银槽开关,保持血压计零点。

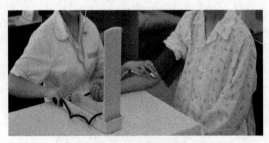

图 1-4　血压测量

步骤2 协助患者采取坐位或者卧位,肱动脉与心脏同一水平。

步骤3 驱尽袖带内空气,平整地缠于患者上臂中部,松紧以能放入一指为宜,下缘距肘窝2~3cm。

步骤4 在肘窝内侧摸到肱动脉搏动点,用左手将听诊器胸件紧贴肘窝肱动脉处,轻轻加压。

步骤5 用右手食指和拇指关紧橡皮球的阀门,后手握橡皮球打气,至肱动脉搏动音消失后再充气,使汞柱再上升约20~30mmHg。

步骤6 逐渐放松橡皮球阀门,使汞柱缓慢下降,放气速度以每秒下降4mmHg为宜,仔细听取动脉搏动音的变化,同时注意观察汞柱所指的刻度,视线与汞柱上端保持水平。

步骤7 在放气过程中听到第一声动脉搏动音在血压计上的读数为收缩压,搏动音消失时的读数为舒张压,如无搏动音消失时则以音响变调的读数为舒张压。

步骤8 取下袖带,排尽空气,关闭血压计水银槽开关,合上血压计盖。

### (三) 整理床单位及用物

协助患者取舒适体位,整理床单位及用物。

### (四) 处置用物

按医院感染管理办法规定,分类进行用物处置。

### (五) 记录

洗手,准确记录体温、脉搏、呼吸、血压值。

**【注意事项】**

1. 排除影响测量体温、呼吸、脉搏和血压的外界因素。

2. 测量脉搏和血压时,偏瘫者应选择健肢测量。

3. 测血压时,如发现血压听不清或异常时,应重测。先驱净袖带内空气,使汞柱降至"0",稍休息片刻再行测量,必要时作对照复查。

**【护患沟通】**

1. 告知患者本次测量结果。

2. 注意休息,采取正确体位,避免情绪激动、剧烈运动。

3. 有告知患者护士会巡查病房,如需要请及时按铃呼叫。

4. 向患者表示感谢,谢谢配合。

(曹红丹)

# 任务四 呼吸系统评估

**病例**

某男,60岁,慢支阻塞性肺气肿病史20年,近2周来出现发热、咳嗽、咯大量黏液脓痰,伴心悸、气喘,须进行胸部和肺部评估。

问题:护士应怎样进行胸部和肺部视、触、叩、听诊评估?

**【目的】**

通过对患者进行胸部和肺部视、触、叩、听诊评估,了解患者病情,为医疗诊断、治疗及护理提供依据。

**【适用范围】**

1. 病情观察

2. 健康人体检

**【操作步骤】**

**（一）准备**

1. 环境准备 环境清洁、安静、温度适宜、光线充足，必要时屏风遮挡（尤其患者为女性）。

2. 护士准备 衣帽整齐符合要求，修剪指甲、洗手、戴口罩。

3. 用物准备 直尺、听诊器、记录本、笔、入院评估记录表等。

4. 患者准备

核对：核对床号、姓名。

告知：评估的目的、方法、注意事项，取得患者配合。

评估：了解有无影响胸部与肺部评估的因素，如剧烈运动、情绪变化等。

**（二）实施方法**

1. 胸部评估 视诊为主，结合触诊

步骤 1 胸廓评估

（1）胸廓形态：注意胸廓外形，前后径与左右径的比例，两侧是否对称，有无隆起或塌陷。

（2）肋骨走行和肋间隙：注意肋骨走行是否水平，肋间隙有无增宽或缩窄。

步骤 2 胸壁评估

（1）胸壁静脉：视诊胸壁有无明显静脉充盈或怒张，注意血流方向。

（2）胸壁皮下气肿：手指并拢自上而下顺次轻压胸壁，注意有无捻发感或握雪感，亦可用听诊器加压听诊有无捻发音。

（3）胸壁压痛：手指并拢自上而下顺次轻压胸壁，用拇指按压胸骨柄及胸骨体中下段，并同时询问被评估者有无压痛。

2. 肺部评估

步骤 1 肺部视诊

（1）呼吸运动：注意呼吸强弱、类型（胸式呼吸或腹式呼吸）变化，两侧呼吸运动是否相等。

（2）呼吸的频率、深度、节律：注意须在被评估者不察觉的情况下观察其呼吸频率、深度、节律的变化。

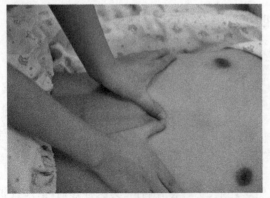

图 1-5 胸廓扩张度

步骤 2 肺部触诊

（1）胸廓扩张度：两手置于胸廓下面的前侧部，左右拇指分别沿两侧肋缘指向剑突，拇指尖在前正中线两侧对称部位，手掌和伸展的手指置于前侧胸壁；后胸廓扩张度测定时则将两手平置于患者背部，约于第 10 肋骨水平，拇指与中线平行，并将两侧皮肤向中线轻推。嘱患者做深呼吸运动，观察比较两手的动度是否一致（图 1-5）。

（2）语音震颤：将左右手掌的尺侧缘

或掌面轻放于两侧胸壁的对称部位,然后嘱被检查者用同等的强度重复发"yi"长音,自上至下,从内到外比较两侧相应部位语音震颤的异同,注意有无增强或减弱。(图1-6)

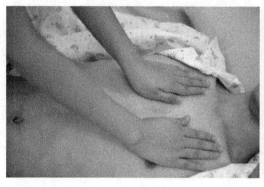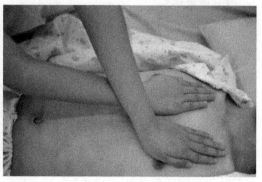

图1-6 语颤评估

(3)胸膜摩擦感:双手掌置于前下侧胸部,然后嘱被检查者深呼吸,体会有无皮革相互摩擦的感觉。

步骤3 肺部叩诊

(1)胸部叩诊音:检查前胸时,胸部稍前挺,检查侧胸时,双臂置于脑后,检查背部时,上身前倾,头稍低,双手交叉抱肘。按自上而下,先前胸后背部顺序,进行左右、上下对比;叩诊前胸及侧胸时板指贴于肋间隙并与肋骨平行,叩诊背部时,在肩胛区板指与脊柱平行,肩胛下区,板指仍保持与肋骨或肋间隙平行;叩击力量要均匀,轻重适宜,节奏灵活,短促富有弹性,在每个区域叩击2~3下。

(2)肺界

肺上界:自斜方肌前缘中央部开始叩诊为清音,逐渐叩向外侧,当由清音变为浊音时,即为肺上界的外侧界。再由中央部叩向内侧,直至清音变为浊音时,即为肺上界的内侧界。

肺下界:于锁骨中线、腋中线、肩胛线上分别自上向下叩诊,清音变为浊音或鼓音即为肺下界。

(3)肺下界移动度:在平静呼吸时,于肩胛下角线上叩出肺下界的位置,嘱被评估者作深吸气后在屏住呼吸的同时,沿该线继续向下叩诊,当由清音变为浊音时,即为肩胛线上肺下界的最低点。当被评估者恢复平静呼吸后,同样先于肩胛线上叩出平静呼吸时的肺下界,再嘱作深呼气并屏住呼吸,然后再由下向上叩诊,直至浊音变为清音时,即为肩胛线上肺下界的最高点。最高至最低两点间的距离即为肺下界的移动范围,双侧锁骨中线和腋中线的肺下界可由同样的方法。

步骤4 肺部听诊

(1)检查听诊器,并温暖听诊器体件。

(2)嘱患者微张口做均匀呼吸,将听诊器体件紧贴于听诊部位,但不可过度用力。从肺尖开始听诊,按自上而下,先前胸后背部顺序,进行左右、上下对比。

(3)仔细听取正常呼吸音、异常呼吸音、啰音。

(4)胸膜摩擦音:听诊器置于前下侧胸部,然后嘱被评估者深呼吸。

**(三)整理床单位及用物**

协助患者取舒适体位,整理床单位及用物。

**(四)处置用物**

按医院感染管理办法规定,分类进行用物处置。

### （五）记录

洗手,将评估结果记录在入院评估记录表上,签名。

**【注意事项】**

1. 注意双手、听诊器要温暖,防止患者受凉。

2. 环境必须安静。

3. 肺部听诊时根据需要配合咳嗽、深呼吸、屏气等。

4. 对女性患者应注意保护隐私。

**【护患沟通】**

1. 告知患者本次评估结果。

2. 注意休息,采取正确体位,避免情绪激动、剧烈运动。

3. 有告知患者护士会巡查病房,如需要请及时按铃呼叫。

4. 向患者表示感谢,谢谢配合。

（刘　永）

# 任务五　循环系统评估

> **病例**
>
> 　　某男,58 岁,晨起突然出现胸骨后疼痛,伴大汗,持续 2h 不缓解,急诊抬入病室,入院诊断为急性心肌梗死,须进行心脏和血管评估。
>
> 　　问题:护士应怎样进行心脏和血管的评估?

**【目的】**

通过对患者进行心脏和血管视、触、叩、听诊评估,了解患者病情,为医疗诊断、治疗及护理提供依据。

**【适用范围】**

1. 病情观察

2. 健康人体检

**【操作步骤】**

**（一）准备**

1. 环境准备　环境清洁、安静,温度适宜,光线充足,必要时用屏风遮挡(尤其患者为女性)。

2. 护士准备　衣帽整齐符合要求,修剪指甲、洗手、戴口罩。

3. 用物准备　直尺、听诊器、记录本、笔、入院评估记录表等。

4. 患者准备

核对:核对床号、姓名。

告知:评估的目的、方法、注意事项,取得患者配合。

评估:了解有无影响心脏和血管评估的因素,如剧烈运动、情绪变化等。

**（二）实施方法**

1. 心脏评估

步骤 1　心脏视诊

（1）心前区外形:注意胸壁两侧相应部位是否对称,心前区有无隆起。

（2）心尖搏动：评估者视线与被评估者胸壁呈切线，仔细观察心尖搏动位置、频率、强度有无异常。

（3）心前区异常搏动：仔细观察心前区其他部位有无异常搏动。

步骤2 心脏触诊

（1）心尖搏动及心前区搏动：先用右手全手掌置于心前区，然后逐渐缩小到用手掌尺侧（小鱼际）或示指和中指指腹并拢同时触诊，也可单指指腹触诊。注意心尖搏动位置、频率、强度有无异常，心前区其他部位有无异常搏动。

（2）震颤：将手掌的尺侧缘或手指掌面轻放于各瓣膜听诊区，仔细体会有无一种细小震动感，注意确定部位、来源（瓣膜、大血管或间隔缺损）、其处于心动周期中的时相等。

（3）心包摩擦感：手掌置于心前区或胸骨左缘第3、4肋间，认真感知有无粗糙摩擦感，必要时嘱被检者前倾或用力呼气。

步骤3 心脏叩诊

（1）叩诊方法：左手中指作为板指平置于心前区拟叩诊的部位，以右手中作为叩指，运用右腕关节活动均匀叩击板指，并且由外向内逐渐移动板指，以听到声音由清变浊来确定心浊音界。测定左侧的心浊音界用轻叩诊而右侧叩诊使用较重的叩诊，板指每次移动距离不宜过大，并在发现声音由清变浊时，需进一步往返叩诊几次。

（2）叩诊顺序：先叩左界，后叩右界。左侧在心尖搏动外2～3cm处开始，由外向内，逐个肋间向上，直至第2肋间。右界叩诊先叩出肝上界，然后于其上一肋间由外向内，逐一肋间向上叩诊，直至第2肋间。对各肋间叩得的浊音界逐一作出标记。

（3）用直尺测量每一肋间心脏左右界距前正中线的距离，以及左锁骨中线与前正中线的距离。

步骤4 心脏听诊

（1）检查听诊器：检查是否破损，导管是否通畅，并温暖听诊器体件。

（2）听诊顺序：先听心尖区再听肺动脉瓣区，然后为主动脉瓣区、主动脉瓣第二听诊区，最后是三尖瓣区（图1-7）。

（3）听诊内容：仔细听取心率、心律、心音（正常心音、心音改变、额外心音）、心脏杂音、心包摩擦音。

2.血管评估 触诊为主，结合视诊和听诊。

步骤1 脉搏评估

（1）触诊方法：用并拢的示指、中指、环指指腹平放于桡动脉，触诊脉率、脉律、脉搏紧张度和动脉壁弹性、脉搏强弱、脉搏波形以及两侧脉搏是否对称。

（2）触诊时间：至少1min。

（3）检查脉搏紧张度：将两个手指指腹置于桡动脉上，近心端手指用力按压阻断血流，使远心端手指触不到脉搏，通过施加压力的大小及感觉的血管壁弹性状态。

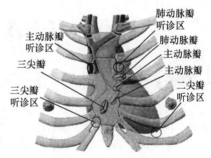

图1-7 心脏瓣膜听诊区

（4）水冲脉：评估者以左手紧握被评估者右手腕掌面桡动脉处，将其前臂抬举过头。

步骤2 血管杂音

将听诊器置于血管丰富的肿物、动脉瘤、动脉狭窄等病变处。

步骤3 腹-颈静脉回流征

用手掌按压被检者腹部30～60s，观察其颈静脉充盈度是否更加明显。

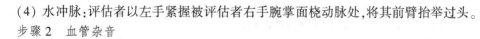

步骤4  周围血管征

（1）枪击音：将听诊器体件置于股动脉或肱动脉处，听诊有无短促的如开枪的声音。

（2）Duroziez双重杂音：将听诊器体件置于股动脉或肱动脉处，稍用力，听诊在收缩期与舒张期有无吹风样连续性杂音。

（3）毛细血管搏动征：用手指轻压指甲末端，或一清洁的玻片轻压口唇黏膜，观察受压部分边缘有无红、白交替节律性的微血管搏动现象。

### （三）整理床单位及用物

协助患者取舒适体位，整理床及用物。

### （四）处置用物

按医院感染管理办法规定，分类进行用物处置。

### （五）记录

将评估结果记录在入院评估记录表上，签名。

**【注意事项】**

1. 注意防止患者受凉。

2. 听诊器使用前须检查，不能隔着衣服进行心脏听诊。

3. 集中注意力听心音，排除呼吸音干扰。

4. 对女性患者应注意保护隐私。

5. 检查脉搏时应特别注意两侧桡动脉搏动的对称性。

**【护患沟通】**

1. 告知患者本次评估结果。

2. 注意休息，采取正确体位，避免情绪激动、剧烈运动。

3. 有告知患者护士会巡查病房，如需要请及时按铃呼叫。

4. 向患者表示感谢，谢谢配合。

（刘　永）

# 任务六　消化系统评估

**病例**

患者，男性，40岁；因乏力、食欲减退2年，腹胀3月加重3天入院。患者于2年前无明显诱因出现乏力、食欲减退，无腹痛、腹胀、腹泻，无呕血、黑便、黄疸不适，未引起注意，自觉上述症状逐渐加重，3月前患者自觉腹胀，四肢水肿，曾到当地中医诊所就诊，于中药煎服（具体不详）后，效果欠佳，近3天自觉上述症状加重，故来我院就诊，入院诊断为肝硬化失代偿期。

问题：护士应怎样对该患者进行腹部评估？

**【目的】**

应用身体评估技巧对该患者进行腹部评估。

**【适用范围】**

1. 患者腹部评估。

2. 健康人体检。

**【操作步骤】**

**（一）准备**

1. 环境准备 环境清洁,安静,温度适宜,必要时屏风遮挡。
2. 护士准备 衣帽整齐,符合要求,修剪指甲、洗手、戴口罩。
3. 用物准备 体温计、秒表、软尺、听诊器、记录本、笔、医嘱执行单。
4. 患者准备

核对:核对床号、姓名。

告知:测量的目的、方法、注意事项,取得患者配合。

评估:了解有无影响腹部评估的因素,如饮食、情绪变化等。

**（二）实施方法**

步骤1 视诊

1. 协助患者取仰卧位,应拉床帘或用屏风遮挡充分暴露全腹,护士站在患者右边,按一定的顺序作全面的观察,保持视线与患者的腹部在同一平面上。

2. 观察腹部外形是否对称、有无局部肿胀、隆起或凹陷、包块等,有腹水时还应测量腹围的大小。

3. 腹围测量:取仰卧位,空腹及排尿后,用软尺测量经脐环绕腹部一周的长度(图1-8)。

4. 注意患者腹壁静脉有无曲张。

5. 检查血流方向 用食指和中指并拢,压迫一段未分叉曲张静脉,向两端推挤血液使血管空虚,然后交替抬起一指,观察血液从何端流入而使血管充盈,即可判断血流方向。

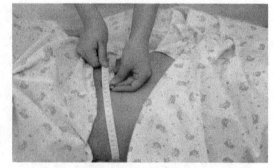

图1-8 腹围测量

步骤2 听诊

1. 肠鸣音 协助患者取仰卧位,将听诊器体件放在患者脐部附近进行听诊,至少1min,注意肠鸣音的次数、音响、音调。如果长时间未听到肠鸣音时,可用手指轻弹腹壁,刺激肠道蠕动。

2. 血管杂音 将听诊器体件放在患者腹中部或腹部一侧听到收缩期及舒张期杂音,则为动脉性杂音;在脐周或上腹部听到连续性嗡鸣音,则为静脉性杂音。

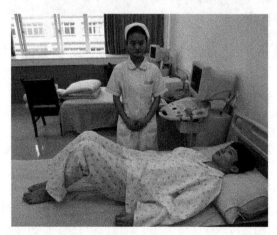

图1-9 体位

步骤3 触诊

协助患者取仰卧位,头低枕,两手平放于躯干两侧,曲髋曲膝,两膝略为分开,使腹壁肌肉放松,作缓慢的腹式呼吸运动。护士站在患者右侧,面向患者(图1-9)。

1. 腹壁紧张度 采用浅部触诊方法,从患者左下腹开始,按逆时针方向进行,在检查过程中感受腹壁弹性、有无腹肌紧张或明显抵抗感。

2. 压痛、反跳痛 用右手由浅入深按压腹部,检查顺序同上,特别是要注意与各脏器有关的部位(如上腹部、脐部、右肋下、左腹下、麦氏点等),检查过程中要仔细观察被检查者有无疼痛反应。如果护士用手按压后,被检查者有疼痛反应,即为压痛点,此时可将手指于压痛处稍停片刻,使压痛感觉趋于稳定,然后迅速将手抬起,离开腹壁,患者感觉腹痛骤然加重,并有痛苦表情,则为反跳痛(图1-10)。

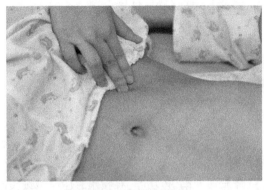

图1-10 阑尾压痛点

3. 肝脏 肝脏触诊时,应检查肝脏的位置、大小、质地、边缘、压痛等(图1-11)。

(1)单手触诊法:右手四指并拢,掌指关节伸直,食指中指指端指向肋缘,食指的桡侧缘对着肋缘,平放于患者右腹直肌外缘,自两侧髂前上棘连线水平开始,同时嘱患者做深而慢的腹式呼吸,吸气时,右手随腹壁抬起,呼气时,右手指端逐渐向腹部加压,逐步向上移动右手,右手指端桡侧在肋缘下迎触肝脏的下缘。然后将右手放剑突下,指尖向上,配合腹式呼吸,从脐水平线由下往上,逐步移向剑突,触及肝脏左叶下缘。

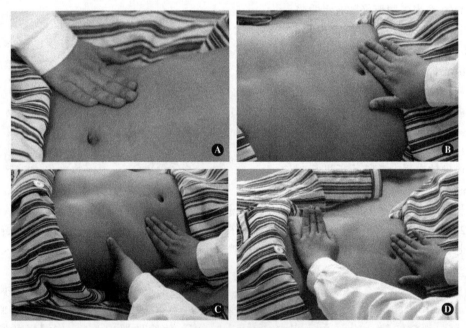

图1-11 肝脏触诊

A. 右锁骨中线单手触诊肝脏;B. 前正中线单手触诊肝脏;C. 右锁骨中线双手触诊肝脏;D. 前正中线双手触诊肝脏

(2)双手触诊法:左手放在患者右侧季肋部后方,将肝脏从后向前托起,右手同单手触诊。

4. 脾脏触诊 注意其大小、硬度、表面情况、压痛、摩擦感等(图1-12)。

(1)患者仰卧,护士左手绕过患者腹前方,手掌置于其后背部7-9肋处,将脾脏从后向前托起,右手掌平放在左侧腹部与左肋弓垂直,配合腹式呼吸由下往上进行,直到触及脾脏下缘或右肋缘。

（2）轻度脾脏肿大时平卧位不易触及,可让患者右侧卧位进行触诊,嘱患者右下肢伸直,左下肢屈曲。其余同仰卧位检查。

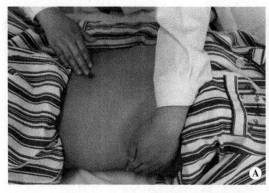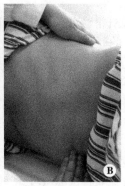

图 1-12 脾脏触诊
A. 平卧位;B. 右侧卧位

5. 胆囊触痛 患者仰卧,护士左手掌平放在患者右胸下部,拇指放在右肋下右肋缘与腹直肌外缘相交处,加压,同时嘱患者缓慢深吸气,如在吸气过程中发炎的胆囊下移时撞及用力按压的拇指引起疼痛,为胆囊触痛。如深吸气时患者因疼痛而屏气称 Murphy 征阳性(图 1-13)。

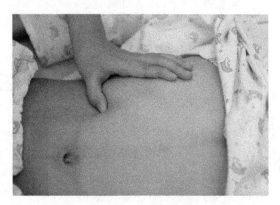

图 1-13 胆囊压痛点

步骤 4 叩诊

1. 腹部叩诊 护士站在患者右侧,用间接叩诊法进行全腹检查,在肝脏和脾脏及两侧腰部近腰肌处呈浊音或实音,其余呈鼓音。

2. 肝上界 护士沿右侧锁骨中线于肋间隙自上而下进行叩诊,当由清音转为浊音时,即为肝上界。

3. 移动性浊音 随体位变化的浊音变化称为移动性浊音。

（1）协助患者取仰卧位,护士自脐部向两侧腰部叩诊,如有腹水则中腹部位鼓音,侧腹部为浊音,分别在左右腹部鼓音变为浊音处各做标记。

（2）协助患者左侧卧位,在右侧浊音标记处进行叩诊,原来的浊音区变为鼓音。

（3）协助患者右侧卧位,在左侧浊音标记处进行叩诊,原来的浊音区变为鼓音。

**（三）整理床单位及用物**

协助患者取舒适体位,整理床单位及用物。

**（四）处置用物**

按医院感染管理办法规定,分类进行用物处置。

**（五）记录**

洗手,将腹部检查情况记录在记录本上,签名。

**【注意事项】**

1. 检查前患者应排空膀胱。

2. 检查时,护士手应温暖,指甲剪短,动作轻柔。

3. 与患者一边交谈,一边进行检查,可使其放松,有助检查。检查中随时观察患者感觉,调整检查方法。

4. 触及肝下缘者,需叩出其肝脏上界,测量肝上界与肝下缘的距离,以厘米表示,以评估是否是真正的肝脏长大。

5. 进行腹部叩诊时叩指用力要适当,均匀,勿过轻或过重。

【护患沟通】

1. 指导该患者严格限制钠和水的摄入 以盐每日<2g,水每日<1000ml 为宜,适当补充优质蛋白以弥补因腹水而丢失的蛋白质,对有肝性脑病前驱症状者宜限制蛋白甚至禁食蛋白质。

2. 注意劳逸结合,保持身心愉快。

3. 指导患者遵医嘱用药,不随意加用药物,以免加重肝脏负担和加重肝功能损害。

4. 注意保暖,防止感染。

5. 定期门诊复查,监测肝功能。

6. 向患者表示感谢,谢谢配合。

(曹红丹)

# 任务七　神经系统评估

病例

某男,70岁,原有高血压病史,某日因故与人争吵,突然跌倒,立即昏迷,伴四肢抽搐,入院诊断为高血压脑出血,须进行神经系统评估。

问题:护士应怎样进行神经系统评估?

【目的】

通过对患者进行神经系统评估,了解患者病情,为医疗诊断、治疗及护理提供依据。

【适用范围】

1. 病情观察

2. 健康人体检

【操作步骤】

(一) 准备

1. 环境准备　环境清洁、安静,温度适宜,光线充足,必要时用屏风遮挡(尤其患者为女性)。

2. 护士准备　衣帽整齐符合要求,修剪指甲、洗手、戴口罩。

3. 用物准备　叩诊锤、棉签、大头针、热水、冷水、音叉、钝脚分规、笔、入院评估记录表等。

4. 患者准备

核对:核对床号、姓名。

告知:评估的目的、方法、注意事项,取得患者配合。

评估:了解有无影响神经系统评估的因素,如情绪、心理变化等。

### (二) 实施方法

**1. 感觉评估**

步骤1　浅感觉

(1) 痛觉:用大头针的针尖均匀地轻刺患者皮肤,询问被评估者是否疼痛。为避免被评估者将触觉与痛觉混淆,应交替使用大头针的针尖和针帽进行检查比较。注意两侧对称比较。

(2) 触觉:用棉签轻触被评估者的皮肤或黏膜,询问有无感觉。

(3) 温度觉:用盛有热水(40~50℃)或冷水(5~10℃)的玻璃试管交替接触被评估者皮肤,嘱其辨别冷、热感。

步骤2　深感觉

(1) 运动觉:评估者轻夹住被评估者的手指或足趾两侧,上或下移动,令其根据感觉说出"向上"或"向下"。

(2) 位置觉:请被评估者闭目,评估者将被评估者的肢体摆成某一姿势,请被评估者描述该姿势或用对侧肢体模仿。

(3) 震动觉:用震动着的音叉柄置于骨突起处(如内、外踝,手指、桡尺骨茎突、胫骨、膝盖等),询问有无震动感觉,判断两侧有无差异。

步骤3　复合感觉

(1) 皮肤定位觉:评估者以手指或棉签轻触被评估者皮肤某处,让其指出被触部位。

(2) 两点辨别觉:以钝脚分规轻刺皮肤上的两点,检测被评估者辨别两点的能力,再逐渐缩小双脚间距,直到被评估者感觉为一点时,测其实际间距,并两侧比较。

(3) 实体辨别觉:嘱被评估者用单手触摸熟悉的物体,如钢笔、钥匙等,并回答物体的名称。

(4) 体表图形觉:在被评估者的皮肤上画图形(方、圆、三角形等)或写简单的字(一、二、十等),让其识别,双侧对照。

**2. 随意运动评估**

步骤1　肌力

嘱被评估者作各肢体伸屈动作,评估者从相反方向给予阻力,测试被评估者对阻力的克服力量,并注意两侧对比。

步骤2　肌张力

嘱被评估者肌肉放松,评估者根据触摸肌肉的硬度以及伸屈其肢体感知肌肉对被动伸屈的阻力大小作判断。

**3. 神经生理反射评估**

步骤1　浅反射

(1) 角膜反射:嘱被评估者睁眼向内侧注视,以棉签捻成细束的棉絮从其视野外接近并轻触外侧角膜,避免触及睫毛,正常反应为被刺激侧迅速闭眼和对侧也出现眼睑闭合反应。

(2) 腹壁反射:被评估者仰卧,下肢稍屈曲,使腹壁松弛,然后用钝头竹签分别沿肋缘下、脐平及腹股沟上的方向,由外向内轻划两侧腹壁皮肤,引起腹肌收缩。

(3) 提睾反射:用竹签由下而上轻划股内侧上方皮肤,引起同侧提睾肌收缩,睾丸上提。

(4) 跖反射:被评估者仰卧,下肢伸直,评估者手持被评估者踝部,用钝头竹签划足底外侧,由足跟向前至近小趾跖关节处转向拇趾侧,正常反应为足跖屈曲。

步骤2　深反射

(1) 肱二头肌反射:被评估者前臂屈曲,评估者以左手拇指置于被评估者肘部肱二头肌腱上,然后右手持叩诊锤叩击左手拇指,使肱二头肌收缩,前臂快速屈曲(图1-14)。

(2)肱三头肌反射:被评估者外展前臂,半屈肘关节,评估者用左手托住其前臂,右手用叩诊锤直接叩击鹰嘴上方的肱三头肌腱,使肱三头肌收缩,引起前臂伸展(图1-15)。

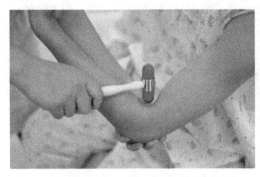 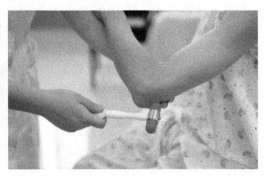

图1-14　肱二头肌反射　　　　　　　　图1-15　肱三头肌反射

(3)桡骨膜反射:被评估者前臂置于半屈半旋前位,评估者以左手托住其前臂,并使腕关节自然下垂,随即以叩诊锤叩桡骨茎突,引起肱桡肌收缩,出现屈肘和前臂旋前动作。

(4)膝腱反射:坐位评估时,被评估者小腿完全松弛下垂与大腿成直角;卧位检查则被评估者仰卧,评估者以左手托起其膝关节使之屈曲约120°,用右手持叩诊锤叩击膝盖髌骨下方股四头肌肌腱,引起小腿伸展(图1-16)。

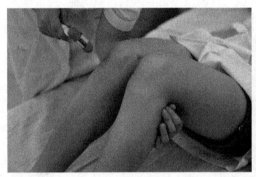 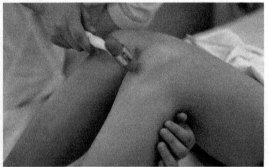

图1-16　膝腱反射

(5)跟腱反射(或称踝反射):被评估者仰卧,髋及膝关节屈曲,下肢取外旋外展位,评估者左手将被评估者足部背屈成直角,以叩诊锤叩击跟腱,反应为腓肠肌收缩,足向跖面屈曲(图1-17)。

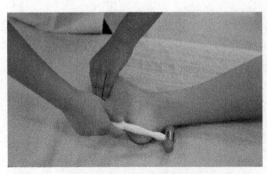

图1-17　跟腱反射

**4. 神经病理反射**

步骤1　巴宾斯基征(Babinski):与评估跖反射一样,用竹签沿被评估者侧缘,由后向前至小趾掌关节处并转向内侧,阳性反应为拇趾背伸,余趾呈扇形展开。

步骤2　奥本海姆征(Oppenheim):评估者用拇指及示指沿被评估者胫骨前缘用力由上向下滑压,阳性表现同Babinski征。

步骤3　戈登征(Gordon):评估者用手以一定力量捏压腓肠肌,阳性表现同Babinski征。

步骤4 查多克征（Chaddock）：评估者用钝头棉签轻划外踝下方及脚背外缘，阳性表现同Babinski征。

5. 脑膜刺激征

步骤1 颈强直：被评估者仰卧，评估者以一手托被评估者枕部，另一只手置于胸前作屈颈动作，感知其颈肌的抵抗力大小。

步骤2 克尼格征（Kernig）：被评估者仰卧，一侧下肢髋、膝关节屈曲成直角，评估者将被评估者小腿抬高伸膝。正常人膝关节可伸达135°以上（图1-18）。

步骤3 布鲁金斯基征（Brudzinski）：被评估者仰卧，下肢伸直，评估者一手托起被评估者枕部，另一手按于其胸前。当头部前屈时，双髋与膝关节同时屈曲为阳性（图1-19）。

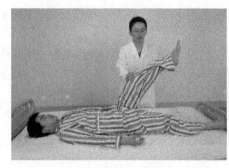
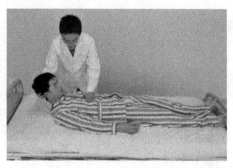

图1-18 克尼格征　　　　　　　　图1-19 布鲁金斯基征

### （三）整理床单位及用物

协助患者取舒适体位，整理床单位及用物。

### （四）处置用物

按医院感染管理办法规定，分类进行用物处置。

### （五）记录

洗手，将评估结果记录在入院评估记录表上，签名。

【注意事项】

1. 注意防止患者受凉。

2. 检查运动功能时注意保护患者，避免受伤。

3. 注意保护患者隐私。

【护患沟通】

1. 告知患者本次评估结果。

2. 注意休息，采取正确体位，避免情绪激动、剧烈运动。

3. 告知患者护士会巡查病房，如需要请及时按铃呼叫。

4. 向患者表示感谢，谢谢配合。

（刘　永）

# 项目二　内科疾病常用护理技术

## 任务一　X线普通检查准备技术、造影检查准备技术

**病例**

患者,男性,25岁,两天前因淋雨后出现寒战、高热,体温达39.5℃,1天前出现咳嗽,咳少量铁锈色痰。体检时发现患者急性病容,呼吸急促,右上肺叩浊音,呼吸音减弱。血常规检查 WBC 12×10⁹/L,中性粒细胞占92%。初步诊断右上肺炎,拟行X线检查,以明确诊断。

问题:1. X线检查方法有哪些?

2. 护士应如何实施X线检查前的准备?

**【目的】**

护士通过实施检查前准备,协助医疗诊断。

**【适用范围】**

1. 透视　胸部检查、骨折复位及取异物、胃肠钡餐造影检查、钡灌肠检查、心血管造影等。

2. 摄片(造影)　广泛用于身体各部位检查,如胸、腹、四肢、头颅、骨盆及脊柱等。

**【操作步骤】**

**(一) 准备**

1. 环境准备　环境清洁,安静,温度适宜,必要时屏风遮挡。

2. 护士准备　衣帽整齐,符合要求,修剪指甲、洗手、戴口罩。

3. 用物准备　医嘱本、备齐各种急救药品和设备,记录本、笔。

4. 患者准备

核对:核对床号、姓名。

告知:向患者说明进行X线检查的目的、部位和要求,若在暗室透视应提前告知患者,使患者有一定的思想准备,并消除恐惧心理,取得患者配合。

评估:评估患者身体状况,了解患者全身情况,了解患者有无造影检查的禁忌证,如严重心血管、肾脏病变或过敏体质等。

**(二) 实施方法**

1. 普通检查

步骤1　检查时脱去厚层衣物,摘掉影响X线穿透的物品,如金属饰物、膏药、敷料等,以防出现伪影。

步骤2　胸部摄片时须屏气,提前教会患者。

步骤3　腹部摄片前应清洁肠道(除急腹症外),以免气体或粪便影响摄片质量。检查前3天禁服重金属药物,摄少量无渣、少胀气食物,检查前1晚服用番泻叶导泻或检查前1~2h清洁灌肠,检查当天禁食、禁饮。

2. 造影检查

（1）胃肠钡餐造影

步骤 1　造影前 3 日内不得服用含重金属药物（如铁剂、镁剂）和影响胃肠道功能的药物（如多潘立酮、阿托品）等。

步骤 2　禁食 10h 以上。幽门梗阻患者，造影前应尽量抽净胃容物，以免影响造影效果。

（2）钡灌肠造影（结肠造影）

步骤 1　造影前 1 日应进半流质少渣饮食，下午至晚间应饮水 1000ml 左右。对需要进行气钡双重造影的患者，在检查前 1 日晚应服缓泻剂导泻。

步骤 2　检查当日晨应空腹。

步骤 3　造影前 2h 应进行清洁灌肠。

步骤 4　准备排便器，为造影检查结束时患者急于排便备用。

步骤 5　肛周护理，告诉患者饮水以加快钡排出。

（3）口服胆囊造影

步骤 1　检查前一天中午应进高脂肪饮食，使胆囊先行排空，为含造影剂的胆汁进入胆囊做准备；晚餐进无脂类饮食，以免胆囊收缩。

步骤 2　检查前一天晚 8 点开始服造影剂碘番酸，每次 1 片（0.5g），每 min 一次，共服 6 次。服药后禁食，可少量饮水，直至次日摄影完毕。

步骤 3　检查日摄片前应先行清洁灌肠。

步骤 4　摄片：常规在服药后 12h 摄第 1 片；如胆囊未显影，第 14h 摄第 2 片；如仍未显影可停止检查。若胆囊已显影即进脂肪餐（如两个油煎鸡蛋），餐后 1h 再摄片观察胆囊收缩功能。

（4）静脉肾盂造影

步骤 1　检查前 3 天内禁服含重金属药物或食物；造影前一天进无渣、少产气食物；造影前禁饮食 12h 以上，以免造影剂被稀释影响造影部位的显影。

步骤 2　造影前一天进行碘过敏试验。

步骤 3　造影前一天的晚间服用缓泻剂导泻，必要时行清洁灌肠。

步骤 4　开始造影前嘱咐患者要排空尿液，以防尿液潴留影响显影。

步骤 5　协助被检者取仰卧位，先摄取腹部平片。

步骤 6　造影：注射造影剂前在下腹部使用压迫带，暂时阻断输尿管，以使造影剂能较好地充盈肾盏和肾盂；静脉注入泛影葡胺后 15min、30min 分别进行双侧肾区摄片，如肾盏、肾盂显影良好时，除去压迫带并摄取全腹片，此时输尿管和膀胱亦显影。

（5）静脉胆道造影：常用的造影剂为 30%～50% 胆影葡胺，成人用量为 20ml，注药后 15～45min 胆管显影，90～120min 胆囊显影。

步骤 1　在造影前一天内，用 35% 胆影葡胺 1ml 缓慢静脉注射，再观察 20min，注意患者有无不良反应，如无过敏反应，方可进行此种造影检查。

步骤 2　造影前一天中午进高脂肪餐，晚餐进易消化、少渣、不产气食物。

步骤 3　造影前一天的晚间服缓泻剂导泻。

步骤 4　造影检查当日晨空腹，不吸烟，必要时清洁灌肠。

（6）心血管造影：复杂、危险，充分准备、严密观察。

步骤 1　造影前应检查血常规、出血和凝血时间，根据血液检查结果确定是否能承受此造影检查。

步骤 2  造影前一天分别进行碘、普鲁卡因和青霉素过敏试验。

步骤 3  造影前禁食 4h 以上。

步骤 4  按照造影要求确定穿刺部位,并常规进行备皮。

步骤 5  检查前 30min 肌肉注射苯巴比妥 0.1g。

步骤 6  造影前连接心电图导联及心电监护仪,备好氧气、电复律机、起搏器、气管插管等器械及急救药品。

(7) 脑血管造影

步骤 1  造影前应检查出血和凝血时间。

步骤 2  造影前一天进行碘过敏试验和普鲁卡因过敏试验。

步骤 3  造影前禁食 4~6h。

步骤 4  确定穿刺部位,常规备皮。

步骤 5  检查前 30min 肌肉注射苯巴比妥 0.1g,皮下注射阿托品 0.5mg。

(8) 子宫输卵管造影:选择月经后 5~7 天进行造影,造影前三天不宜过性生活。

步骤 1  检查前一天内做碘过敏试验。

步骤 2  检查前一天晚上服缓泻剂导泻,必要时进行清洁灌肠。

步骤 3  造影前应剃阴毛,冲洗阴道,排空大小便。

## (三) 整理床单位及用物

协助患者取舒适体位,整理床单位及用物。

## (四) 处置用物

按医院感染管理办法规定,分类进行用物处置。

## (五) 记录

洗手,记录准备情况,签名。

【注意事项】

对碘过敏试验阴性者,在造影过程中,医护人员也应做好碘过敏反应的急救准备。

【护患沟通】

1. 告知患者 X 线摄片和造影结果需等待。

2. 饮食应清淡、易消化,避免情绪激动、剧烈运动。

3. 检查结果应结合临床进行诊断。

4. 向患者表示感谢,谢谢配合。

# 附 1  相 关 知 识

## 一、X 线的特性

1. 穿透性  X 射线波长短,具有强穿透力,能穿透可见光不能穿透的物体,这是 X 线的成像基础。

2. 荧光效应  X 射线能激发荧光物质,使波长短的 X 射线转换成波长长的可见荧光,此为用于透视检查的基础。

3. 感光效应  涂有溴化银的胶片,经 X 射线照射后,感光而产生潜影,经显影、定影处理,在胶片上呈黑色,此为 X 线摄影的基础。

4. 电离和生物效应  X 射线通过任何物质都可产生电离效应,这是放射防护和放射治疗的基础。

## 二、X 线成像的基本原理

1. 自然对比 人体组织结构存在密度差异,由高到低为:骨骼、软组织与液体、脂肪、气体。X 线检查时,利用人体组织器官本身存在的密度、厚度差别,在荧光屏或在胶片上显示对比差别的影像。

**人体组织的密度与 X 线影像的关系**

| 人体组织 | 密度 | 透视影像 | 摄片影像 |
| --- | --- | --- | --- |
| 骨骼和钙化组织 | 高密度 | 暗 | 白色 |
| 软组织、体液等 | 中等密度 | 灰 | 灰色 |
| 脂肪组织 | 较低密度 | 微亮 | 灰黑色 |
| 含气体组织 | 低密度 | 亮 | 黑色 |

2. 人工对比 人为引入低密度(如空气),或高密度物质(如碘剂、硫酸钡等),造成密度差别,使之形成的对比,也称造影检查,引入体内的物质称为造影剂。

## 三、X 线检查方法

### (一) 普通检查

1. 透视 是最常用的 X 射线检查方法,是利用 X 线的穿透性和荧光效应的特性,将检查部位置于 X 线管与荧光屏之间,当 X 线穿透人体时,依据人体组织器官的自然对比或人工对比在荧光屏上显示不同影像进行直接观察的检查方法。

2. 摄片 应用最广泛的检查方法,是利用 X 线穿透性和感光效应的特性,将透过人体的 X 线使胶片感光摄取影像的检查方法。

### (二) 造影检查

造影检查是将对比剂(造影剂)引入器官内或器官周围,形成人工对比后进行 X 线检查。

1. 造影剂 高密度造影剂常用钡剂和碘剂,医用硫酸钡主要用于消化道造影;碘化合物广泛用于胆管及胆囊、肾盂及尿路、心血管、支气管等器官的造影。低密度造影剂常用二氧化碳、氧气、空气等,主要用于关节腔、腹膜腔、腹膜后间隙等处的造影。

2. 造影方法

(1) 直接引入法:是将造影剂直接引入检查部位,使检查部位在 X 线下显像。①口服法,如食道、胃肠钡餐检查等;②灌注法,如钡灌肠、支气管造影、逆行胰胆管造影、子宫输卵管造影等;③穿刺注入或导管输入法,如心血管造影、关节腔造影、经皮肝穿刺胆道造影等。

(2) 间接引入法:先将造影剂引入某一特定组织或器官内,通过吸收或血液运行再聚集于欲造影的某一器官,使此器官在 X 线下显像。①生理排泄法,如静脉胆道造影、静脉肾盂造影等;②生理积聚法,如口服胆囊造影。

## 附 2 碘过敏试验

1. 口服试验 检查前 2 天开始服用一定量造影剂,严密观察患者是否出现恶心、呕吐、手脚麻木等反应,出现者为阳性。

2. 皮内试验 用 3% 碘剂 0.1ml 进行皮内试验,观察 20min,局部皮肤是否出现红肿、硬结,如皮肤硬结直径在 1cm 以上为阳性。

3. 静脉注射法 检查前 1 日用同剂型碘造影剂 1ml 进行静脉注射,观察 15min,是否出现恶心、呕吐、心慌、胸闷、头晕、头痛、皮疹等,出现者为阳性。

## 附3　碘过敏反应及处理

1. 轻度反应　出现全身灼热感、头晕、面部潮红、胸闷、气急、恶心、呕吐、皮疹等症状。经吸氧或短时休息可好转,也可给予肾上腺素1mg皮下注射,或异丙嗪25mg肌注,或苯海拉明25mg肌注。

2. 重度反应　出现喉头水肿、支气管痉挛、呼吸困难、周围循环衰竭、心律失常,甚至心搏骤停等症状,应立即停止检查,给予吸氧、抗过敏和对症治疗等抢救措施,对心搏骤停者立即进行心肺复苏。

(吴元勇)

# 任务二　胸腔穿刺术的护理

**病例**

患者,女性,48岁,因发热、伴左侧胸痛、咳嗽、盗汗、乏力、体重减轻15天,近1周来胸痛减轻,但气促、呼吸困难明显,X线示左侧大量的胸腔积液,入院后遵医嘱行"胸腔穿刺术"。

问题:护士应怎样进行胸腔穿刺术的护理?

【目的】

1. 协助病因诊断。

2. 对患者进行胸腔积液或积气的抽取从而减轻压迫症状,缓解呼吸困难。

3. 通过胸腔穿刺注射药物(抗生素、粘连剂、抗肿瘤药物等)以行局部治疗。

【适用范围】

1. 需明确积液性质的胸腔积液者。

2. 需减轻压迫症状的大量胸腔积液或积气患者。

3. 脓胸等局部用药。

【操作步骤】

(一) 准备

1. 环境准备　光线明亮,环境清洁,安静舒适,温度适宜,必要时屏风遮挡。

2. 护士准备　衣帽整齐,符合要求,修剪指甲、洗手、戴口罩,评估患者病情及病室环境等。

3. 用物准备　常规消毒治疗盘1套、无菌胸腔穿刺包(内有12号和16号胸腔穿刺针、5ml及50ml注射器、7号针头、止血钳、孔巾、纱布等)(图2-1)。

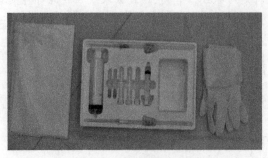

4. 患者准备

核对:核对床号、姓名。

告知:胸腔穿刺术目的、方法、注意事项,取得患者配合。

评估:了解有无影响胸腔穿刺术的因素,如剧烈咳嗽、精神紧张、情绪变化等。

图2-1　穿刺用物准备

**（二）术中配合**

步骤 1 协助患者反坐于靠背椅上,两前臂平直于椅背上缘,前额伏于前臂上,不能坐直可取半卧位,患者前臂枕于头下,床头抬高30°(图2-2)。

步骤 2 穿刺点选择:胸腔积液穿刺点一般在肩胛下角线第7~9肋间隙、或在腋中线第6~7肋间隙;气胸者穿刺点:取患侧锁骨中线第2肋间隙外侧(图2-3)。

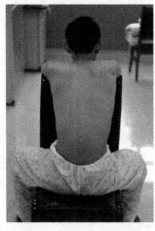
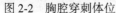

图2-2 胸腔穿刺体位

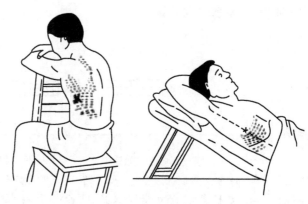

图2-3 胸腔穿刺点

步骤 3 常规消毒穿刺点皮肤。术者戴无菌手套,覆盖无菌孔巾;穿刺点以利多卡因自皮肤至胸膜壁层逐层浸润麻醉。

步骤 4

(1) 三通活塞式穿刺针穿刺:穿刺前先将活塞转到与胸腔关闭处,进入胸腔后接上注射器,转动三通活塞,是注射器与胸腔相通,注射器抽满液体后,转动三通活塞,使注射器与外界相通,排出液体。

(2) 普通穿刺针穿刺:用止血钳夹住穿刺针后的橡皮胶管.以左手示指和拇指固定穿刺部位的皮肤和肋间,右手持穿刺针(用无菌纱布包裹),沿局麻部位经肋骨上缘垂直缓慢刺入,当针锋抵抗感突然消失后,接上50ml注射器,打开止血钳抽吸胸腔内积液或吸气,助手用止血钳协助固定穿刺针,并随时夹闭胶管,以防空气进入。

步骤 5 排液或排气完毕,拔除穿刺针,用乙醇棉球按压针孔片刻,敷以纱布,用胶布固定,嘱患者卧床休息。

**（三）整理床单位及用物**

协助患者取舒适体位,整理床单位及用物。

**（四）处置用物**

按医院感染管理办法规定,分类进行用物处置。

**（五）记录**

1. 洗手,记录穿刺液的颜色、性状、量,按需要留取标本并及时送检。

2. 记录穿刺过程及病人的反应,签名。

**【注意事项】**

1. 如术中注入药物者,应嘱患者转动体位,以便药液在胸腔内混匀,观察患者对注射的药物是否有不良反应。

2. 观察穿刺处有无渗血或液体流出情况及患者有无不良反应。

3. 术中密切观察患者病情变化,如有无头昏、面色苍白、出冷汗、心悸、胸闷、胸部剧痛、刺激性咳嗽等情况,一旦发生立即停止抽液,报告医生并配合相应处理。

**【护患沟通】**

1. 告知患者本次胸穿穿刺结果。

2. 嘱患者健侧卧位休息2~3h,24h后方可洗澡,以免穿刺部位感染,避免情绪激动、剧烈咳嗽及运动。

3. 告知患者护士会巡查病房,如有不适请及时按铃呼叫,以便及时处理。

4. 向患者表示感谢,谢谢配合。

(唐雪雁)

# 任务三　体位引流法

> **病例**
>
> 患者,女性,43岁。因反复咳嗽、咳痰10余年,晨起明显。目前病情稳定,患者每日咳数十口黄脓痰,无发热、气促、咯血等症状。患者年幼时曾有"支气管肺炎"病史,曾行胸部高分辨CT检查示右肺下叶后基底段"柱状支气管扩张"。无其他基础疾病,无烟酒不良嗜好。
>
> 问题:护士应如何指导患者进行体位引流,以保持呼吸道通畅?

**【目的】**

通过变换体位,利用重力作用使肺、支气管的分泌物排出体外。

**【适用范围】**

1. 支气管扩张、肺脓肿、慢性支气管炎、肺结核等疾病有大量浓痰而排出不畅者。

2. 支气管碘油造影术前、术后。

**【操作步骤】**

**(一) 准备**

1. 护士准备　洗手,戴口罩、查对、确认患者。

2. 用物准备　靠背架、小桌子、痰杯、纱布、清水、听诊器。

3. 患者准备

核对:床号、姓名、医嘱。

告知:引流目的、方法和注意事项等,取得患者配合。

评估:①患者的病情、耐受力、合作程度;②肺部听诊,判断湿罗音集中的部位;③阅读患者影像学资料(X线胸片、CT扫描或支气管造影),明确病变部位。

**(二) 实施方法**

步骤1　选择并协助患者采取合适的引流体位:根据病变部位,原则上使患部处于高位,引流支气管开口处处于低位。常见引流部位和体位的关系(图2-4)。

步骤2　促进引流:鼓励患者适当咳嗽、咳痰,对无力咳嗽的患者,辅以拍背和胸壁震荡措施,提高引流效果。

步骤3　观察术中反应:患者在引流过程中如出现面色苍白、心悸、发绀、呼吸困难、出汗、疲劳等情况,需立即停止引流,并通知医生予以适当处理。

**(三) 整理床单位及用物**

引流结束后协助患者取舒适体位并整理床单位及用物。

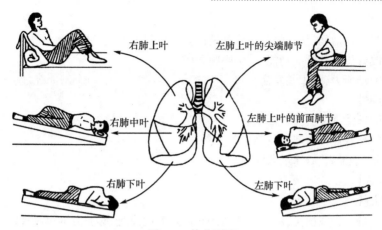

图 2-4 体位引流

**（四）处置用物**

按医院感染管理办法规定，分类进行用物处置。

**（五）记录**

记录引流出的痰液量、颜色、性状，按要求留取标本送检查。

**【注意事项】**

1. 引流应在饭前进行，根据病情和患者体力情况，每日 1~3 次，每次可从 5~10min 逐渐增加至 15~20min。当痰量<30 ml/日时，可停止引流。

2. 引流体位不宜刻板执行，必须采用患者既能接受，又易于排痰的体位。

3. 对痰液黏稠者，引流前 15min 给予超声雾化吸入，稀释痰液，便于引流。

4. 对于年迈及一般情况极度虚弱、无法耐受所需的体位、无力排除分泌物的患者，体位引流将导致低氧血症，需特别留意。

**【护患沟通】**

1. 嘱患者引流结束后清水漱口，保持口腔清洁。

2. 安置患者休息。

（蔡佩璇）

# 任务四 呼吸功能锻炼

**病例**

患者，男性，67 岁，因反复慢性咳嗽、咳痰气促 4 年，加重一周。护理查体：T38.0℃，P120 次/分，R26 次/分，Bp100/80mmHg，端坐呼吸、颜面发绀、颈静脉扩张、桶状胸、双肺呼吸运动减弱、语颤减弱、可闻及散在干湿罗音，心率 120 次/分、心音低顿、$P_2$ 亢进、剑突下可见心尖搏动、肝右肋缘下 3cm、边缘钝、轻度触痛、双下肢轻度水肿。辅助检查：血常规：WBC12.0×$10^9$/L、N0.95，胸片：双肺透光度增强、双下肺纹理粗乱、右下肺动脉干横经大于 16mm。心电图：窦性心动过速、电轴右偏、$Rv_1$>2.5mV 右室肥大。血气分析：$PaO_2$<70mmHg $PaCO_2$>40mmHg，经治疗病情稳定。

问题：护士应怎样指导患者进行呼吸功能锻炼？

【目的】

1. 保持呼吸道通畅,使呼吸阻力降低,肺泡通气量增加,提高呼吸效率。

2. 有效改善患者的呼吸功能,缓解呼吸困难。

3. 提高活动能力,减少并发症。

【适用范围】

1. 慢性阻塞性肺部病变稳定期。

2. 伤口疼痛或体位引起的胸廓扩张受限。

3. 肺不张、手术后、卧床过久等患者。

【操作步骤】

（一）准备

1. 环境准备　光线明亮,环境清洁,安静舒适,温度适宜,必要时屏风遮挡。

2. 护士准备　衣帽整齐,符合要求,修剪指甲、洗手、戴口罩。

3. 患者准备

核对:床号、姓名、医嘱。

告知:呼吸功能锻炼的目的、方法、注意事项,取得患者配合。

评估:了解有无影响呼吸功能锻炼的因素,如剧烈咳嗽、胸痛、情绪变化等,评估患者病情及病室环境等。

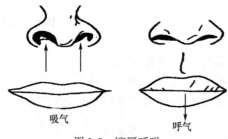

图 2-5　缩唇呼吸

（二）实施方法

1. 缩唇呼吸

步骤 1　协助患者取舒适体位。

步骤 2　指导患者闭嘴经鼻吸气,然后通过缩唇(吹口哨样)缓慢呼气。吸气与呼气时间比为 1:2 或 1:3。缩唇大小程度与呼吸流量,以能使距口唇 15～20cm 处,与口唇等高点水平的蜡烛火焰随气流倾斜又不至于熄灭为宜(图 2-5)。

2. 膈式或腹式呼吸

步骤 1　患者取立位、平卧位或半卧位,两手分别放于前胸部和上腹部。

步骤 2　用鼻缓慢吸气时,膈肌最大程度下降,腹部凸出,手感到腹部向前抬起。

步骤 3　用口用力呼气,腹肌收缩,膈肌随腹腔内压增加而上抬,推动肺部气体排出,手感到腹部向内陷(图 2-6)。

（三）整理床单位及用物

协助患者取舒适体位并整理床单位及用物。

（四）处置用物

按医院感染管理办法规定,分类进行用物处置。

（五）记录

洗手,将所操作过程及呼吸功能锻炼后的效果记录在记录单上,签名。

【注意事项】

1. 协助患者取舒适体位休息。

2. 协助有效排痰。

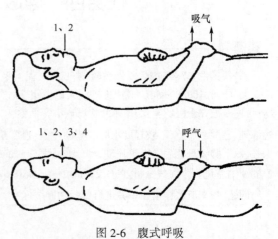

图 2-6　腹式呼吸

3. 操作中密切观察患者病情变化,如有无头昏、出冷汗、心悸、胸闷、胸部疼痛、剧烈咳嗽等情况,一旦发生立即停止操作,报告医生并配合相应处理。

【护患沟通】

1. 告知患者呼吸功能锻炼必须在病情稳定后进行。

2. 嘱患者呼吸功能锻炼要掌握正确的体位和有效方式(缩唇呼吸,膈式或腹式呼吸)。

3. 告知患者护士会巡查病房,如有不适请及时按铃呼叫,以便及时处理。

4. 向患者表示感谢,谢谢配合。

(唐雪雁)

# 任务五 简易呼吸器的应用护理

**病例**

患者,女性,68岁,咳、痰、喘15年,咳嗽加剧,痰呈黄色,不易咳出两天,夜间烦躁不眠,白昼嗜睡。体检:T38℃,P116次/分,R32次/分,BP150/85mmHg,神志恍惚,发绀,皮肤温暖。球结膜充血水肿,颈静脉怒张,桶状胸,肺底湿啰音。实验室检查:WBC14.5×10^9/L,动脉血 $PaO_2$ <43mmHg,$PaCO_2$ >70mmHg。初步诊断:COPD、Ⅱ型呼吸衰竭、肺性脑病。

问题:为了纠正患者低氧血症,需进行氧疗,护士应怎样对此患者进行简易呼吸器的应用护理?

【目的】

1. 帮助呼吸抑制或停止的患者进行有效呼吸。

2. 加压给氧,纠正低氧血症。

3. 应用呼吸机前的过度。

【适用范围】

1. 心肺复苏、各种原因所致的呼吸衰竭。

2. 气管插管前高浓度给氧,插管后检验插管位置。

3. 遇到呼吸机出现故障、停电等特殊情况时,可临时应用简易呼吸器替代。

【操作步骤】

**(一)准备**

1. 环境准备 光线明亮,环境清洁、安全,安静舒适,温湿度适宜。

2. 护士准备 衣帽整齐,符合要求,修剪指甲,洗手、戴口罩。

3. 用物准备 简易呼吸气囊、面罩、氧气连接管、氧源、无菌手套一副,纱布两块,弯盘等。备齐用物,摆放有序。

4. 患者准备

核对:核对床号、姓名、医嘱。

告知:使用简易呼吸器的目的、方法、注意事项,取得患者配合。

评估:评估患者病情(注意患者有无自主呼吸及呼吸形态,呼吸道是否通畅,有无义齿,患者的意识、脉搏、血压、血气分析等),了解有无影响简易呼吸器的因素,如情绪变化等。

**(二)实施方法**

步骤1 将患者仰卧,去枕、头后仰。

步骤2 清除口腔中义齿等任何可见的异物(图2-7)。

步骤3　插入口咽通气道,防止舌咬伤和舌后坠。

步骤4　抢救者应位于患者头部的后方,将头部向后仰,并托牢下额使其朝上,使气道保持通畅。

步骤5　将面罩紧扣口鼻,用左手拇指和食指紧紧按住,其他的手指则紧按住下额(图2-8)。

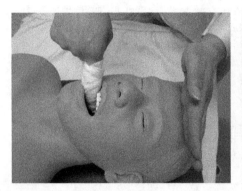

图2-7　清除异物

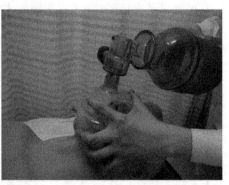

图2-8　EC手法

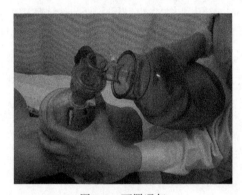

图2-9　面罩通气

步骤6　用右手挤压球体,将气体送入肺中,规律性的挤压球体提供足够的吸气/呼气时间(成人:10~12次/分)(图2-9)。

步骤7　确认患者是否处于正常的换气,从以下几方面观察:①经由透明盖,观察单向阀工作是否正常;②注视患者胸部上升与下降(是否随着挤压球体而起伏);③经由面罩透明部分观察患者嘴唇与面部颜色的变化;④在呼气当中,观察面罩内是否呈雾气状。

步骤8　判断抢救是否有效:①拍双肩、呼叫,判断患者意识;②看胸廓无起伏,听有无呼吸音,感觉有无气流逸出,判断患者呼吸;③摸一侧颈动脉有无搏动(5秒)。

### (三) 整理床单位及用物

1. 协助患者取舒适体位,清洁患者口鼻及面部,安慰患者。

2. 整理用物。

### (四) 处置用物

按医院感染管理办法规定,分类进行用物处置。如简易呼吸器各配件依次打开,放入2%戊二醛溶液中浸泡45min,取出无菌水冲净晾干备用,储气袋用75%的乙醇擦拭消毒。消毒后将各部件依次序组装作好并测试。

### (五) 记录

洗手,将所操作过程及患者反应记录在记录单上,签名(图2-10)。

【注意事项】

1. 简易呼吸器的应用必须在患者保持呼吸道通畅的情况下进行。

2. 检查简易呼吸器与氧气装置是否通畅,呼吸气囊有无漏气,调节氧气流量8~10升/分,

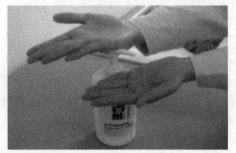

图2-10　洗手、记录

使储氧袋充盈(若无供氧不要接储氧袋),正确连接各装置。

3. 在挤压过程中观察患者的病情变化,皮肤颜色、胸廓起伏、听诊呼吸音、生命体征、氧饱和度等。

4. 抢救成功后遵医嘱改鼻导管给氧2-3L/分。

【护患沟通】

1. 询问患者本次进行简易呼吸操作后的感觉。

2. 嘱患者注意休息,告知患者护士会巡查病房,如有不适请及时按铃呼叫,以便及时处理。

3. 向患者表示感谢,谢谢配合。

(唐雪雁)

# 任务六　哮喘患者药物吸入技术的护理

**病例**

患者,男性,20岁,1h前游园时突然张口喘息、大汗淋漓,入院后查:T36.5℃,P130次/分,R31次/分,Bp110/70mmHg,神志清醒,仅说单字,端坐位,口唇发绀,双肺叩诊清音,呼气明显延长,双肺野闻及广泛哮鸣音,有奇脉。患者自幼常于春季发生阵发性呼吸困难,其母患有支气管哮喘。初步诊断:支气管哮喘(重度发作)。遵医嘱给予定量雾化吸入治疗。

问题:护士应怎样对患者进行手持定量吸入疗法的指导?

【目的】

1. 教会患者如何正确使用手持定量吸入器,尽快缓解气道阻塞,解除患者缺氧状况。

2. 通过吸入给药,可以增加局部药物浓度,减少全身性的药物吸入,从而增加疗效,减少不良反应。

【适用范围】

1. 支气管哮喘疾病。

2. 可逆性支气管痉挛伴慢性气道阻塞性疾病等。

【操作步骤】

(一) 准备

1. 环境准备　光线明亮,环境清洁,安静舒适,温度适宜,必要时屏风遮挡。

2. 护士准备　衣帽整齐,符合要求,修剪指甲、洗手、戴口罩。

3. 患者准备

核对:患者床号、姓名、医嘱。

告知:吸入技术的目的、方法、注意事项,取得患者配合。

评估:了解有无影响生命体征的因素,如心律失常、情绪变化等。

(二) 实施方法

步骤1　体位安排:舒适体位(坐位或半卧位)。

步骤2　使用方法:打开盖子,充分摇匀药物,深呼气至不能再呼时,张口,将定量雾化吸入器喷嘴置于口中,双唇包住咬口。以慢而深的方式经口吸入,同时以手指按压喷药,至吸气末屏气10秒,然后缓慢呼气,休息3min后再重复使用一次(图2-11)。

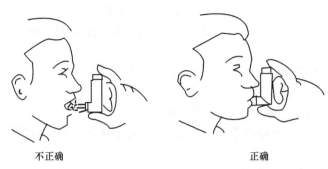

不正确　　　　　　　　　　正确

图 2-11　储雾罐的使用

步骤 3　吸药后漱口。

### （三）整理床单位及用物

协助患者取舒适体位并整理床单位及用物。

### （四）处置用物

按医院感染管理办法规定,分类进行用物处置。

### （五）记录

洗手,将定量雾化吸入过程及用药后的效果记录在记录单上,签名。

【注意事项】

1. 协助患者平卧位或半卧位休息,观察患者对吸入的药物是否有不良反应。

2. 注意痰液的颜色、量、黏稠度,协助排痰。

【护患沟通】

1. 告知患者通过定量雾化后病情的转归情况。

2. 嘱患者每次定量雾化吸入后都要漱口,避免药物进入眼睛。

3. 告知患者护士会巡查病房,如有不适请及时按铃呼叫,以便及时处理。

4. 向患者表示感谢,谢谢配合。

（唐雪雁）

# 任务七　心电图机的使用

> **病例**
>
> 　　患者,女性,50 岁,因反复发作性心前区疼痛 2 年,频繁发作 2 天入院,入院诊断为冠心病（心绞痛型）,需作心电图检查。
>
> 　　问题:护士应怎样对患者行心电图检查?

【目的】

通过心电图检查,了解患者有无心肌缺血、心肌梗死、心律失常等心肌电生理改变,为医疗诊断、治疗及护理提供依据。

【适用范围】

1. 各种心律失常的诊断。

2. 心肌缺血、心肌梗死的判断。

3. 房室长大、电解质平衡失调的判断。

**【操作步骤】**

**（一）准备**

1. 环境准备　环境清洁、安静,光线充足、温度适宜。

2. 护士准备　衣帽整洁,洗手、戴无菌口罩。

3. 用物准备　心电图机(图 2-12)、心电图纸、电极及导联线、导电胶(乙醇或生理盐水)、棉签等。

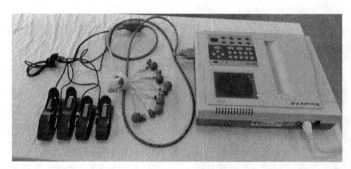

图 2-12　心电图机

4. 患者准备

核对:核对床号、姓名。

告知:检查的目的、方法、配合要点及注意事项,减轻患者紧张情绪,取得患者配合。

评估:患者的病情、合作程度、心理反应、局部皮肤,有无影响心电图测量值的相关因素。

**（二）实施方法**

步骤 1　协助患者取平卧位,取下身上的金属物、电子产品等。

步骤 2　解开衣扣,将导电胶涂抹在患者两手腕、两下肢脚踝内侧及前胸相应部位的皮肤。

步骤 3　连接导联(图 2-13、图 2-14)。

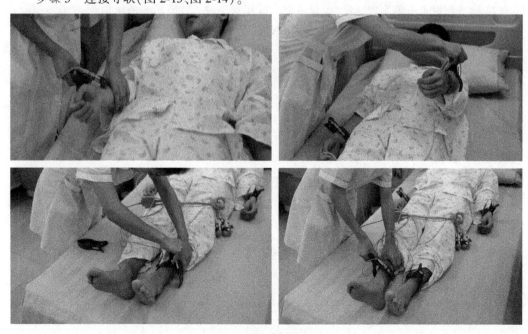

图 2-13　肢体导联连接

（1）肢导联—右上肢（RA）:红。左上肢（LA）:黄。

右下肢（RL）:黑。左下肢（LL）:蓝。

（2）胸导联—$V_1$:胸骨右缘第4肋间;

$V_2$:胸骨左缘第4肋间;

$V_3$:$V_2$与$V_4$连线的中点;

$V_4$:胸骨左缘第5肋间;

$V_5$:左腋前线同$V_4$水平处;

$V_6$:左腋中线同$V_4$水平处。

步骤4　描记心电图:打开电源开关,调节标准电压为10mm/1mV、走纸速度为25mm/s。

步骤5　观察心电图描记过程中有无干扰。

步骤6　按Ⅰ、Ⅱ、Ⅲ、AvR、AvL、AvF、$V_1$、$V_2$、$V_3$、$V_4$、$V_5$、$V_6$导联顺序描记心电图波形,打印。

步骤7　描记完毕,关闭心电图机开关,取下电极。

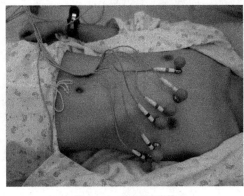

图2-14　胸导联连接

**（三）整理床单位及用物**

1. 协助患者穿好衣服并取舒适体位,整理床单位。

2. 收拾用物,整理心电图机及导联线备用。

**（四）处置用物**

按医院感染管理办法规定,分类进行用物处置。

**（五）记录**

洗手,在心电图纸上标记患者科室、床号、姓名、性别、年龄、描记时间及导联等,交给医生。

**【注意事项】**

1. 告知患者及家属心电图检查无创、安全,避免其紧张而影响检查结果。

2. 检查前患者避免剧烈活动、大量进食或服用对心脏活动有影响的药物。

3. 操作前仔细检查心电图机、导联线、电极等,保证能正常工作,电极位置一定要安放准确。

**【护患沟通】**

1. 告知患者本次测量结果。

2. 注意休息,避免情绪激动、剧烈运动。

3. 向患者表示感谢,谢谢配合。

（江领群　林玉筠）

# 任务八　心电监护仪的使用

**病例**

患者,男性,62岁,因"发作性心前区疼痛3个月、持续性疼痛2h"入院,心电图检查提示为"冠心病,心肌梗死"。遵医嘱行心电监护。

问题:护士应如何实施心电监护?

**【目的】**

1. 通过对危重患者实施持续不间断的监测，及时发现和识别心律失常、心肌缺血和心肌梗死，并可了解患者的血氧饱和度进而判断组织的供氧情况，以便及时处理。

2. 可观察心脏起搏器的功能。

**【适用范围】**

1. 各种心脏病、心肌梗死、心律失常高危患者。

2. 各种危重症患者的抢救与监测。

3. 各型大手术（尤其是心脏手术）的监测。

4. 某些诊断、治疗操作（如气管插管、心导管检查，心包穿刺时）的监护。

**【操作步骤】**

**（一）准备**

1. 环境准备　环境安静、整洁，光线、温度适宜，必要时屏风遮挡。

2. 用物准备　心电监护仪（图2-15）、治疗盘、心电血压插件连接导线、电极片、生理盐水棉球、配套的血压袖带。

3. 护士准备　着装规范、六步洗手、戴无菌口罩。

4. 患者准备

核对：床号、姓名。

告知：心电监护的目的、方法、配合要点及注意事项，指导患者取舒适体位。

评估：了解有无影响测量值的因素（如饮用相关饮料、服用相关药物、剧烈运动、情绪变化等）。

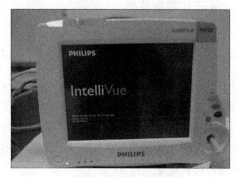

图2-15　心电监护仪

**（二）实施方法**

步骤1　固定心电监护仪，接通电源，将电极片与导联线连接，打开监护仪电源开关，校准监护仪上的时间，选择监护模式（成人或小儿），必要时输入患者的基本情况（如姓名、性别、身高、体重等）。

步骤2　协助患者取平卧或半卧位，松解衣扣，用生理盐水棉球擦拭患者胸部贴电极处皮肤，将电极片贴于患者相应部位（图2-16、图2-17），整理固定导线。

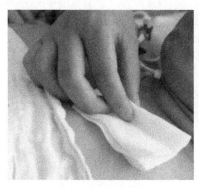

图2-16　清洁皮肤

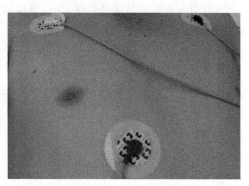

图2-17　连接导线

正极（黑）（LA）：左锁骨中线第1~2肋间隙。

负极（白）（RA）：右锁骨中线第1~2肋间隙。

探查电极:剑突下。

地线(绿)(RL):右锁骨中线 4~5 肋间隙。

正极(红色)(LL):左锁骨中线 4~5 肋间隙。

步骤 3　将监测血压袖带缠绕于患者左上臂(肘窝上 3~6cm)处。

步骤 4　将无创血氧饱和度指夹夹在患者示指(选择指甲甲床条件好的手指,指套松紧适宜),2~4h 更换一次(图 2-18)。

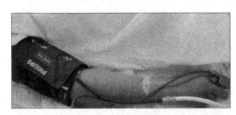

图 2-18　绑袖带、夹氧和探头

步骤 5　选择合适心电监测导联,调整心电示波波形至适宜波幅。

步骤 6　设定各监测标准的报警线(心率 60~100 次/分,血压 90~140mmHg,呼吸 12~24 次/分,血氧饱和度 95%~100%。)

步骤 7　选择血压监测方式,若为自动,应设定测量间隔时间,一般为 30min 一次。

步骤 8　观察监护仪工作状态和监测数据,及时记录。

### (三) 撤除监护

1. 核对医嘱、患者姓名、床号。

2. 关机,取下导联线、血压计袖带和血氧饱和度指夹。

### (四) 整理床单位及用物

1. 协助患者穿好衣服并取舒适体位,整理床单位。

2. 清点、整理用物,将用物放回原处备用。

### (五) 处置用物

按医院感染管理办法规定,分类进行用物处置。

### (六) 记录

洗手,详细记录患者各项监测指标。

【注意事项】

1. 电极片安放位置要准确、合理,并告知患者不要自行移动或摘除。密切观察监护显示,及时处理干扰和电极脱落等问题。

2. 每日定时回顾监测情况,并作必要的记录。

3. 正确设置报警界限,不能关闭报警声音。

4. 定期观察患者粘贴电极处皮肤,定时更换电极片。

【护患沟通】

1. 告知患者本次监测结果。

2. 注意休息,避免情绪激动、剧烈运动。

3. 告知患者护士会巡查病房,如需要请及时按铃呼叫。

4. 向患者表示感谢。

(江领群)

# 任务九 特殊用药护理技术

**病例**

病例一 患者,女性,36 岁,因活动后心悸、气促 3 年,不能平卧、下肢水肿、尿少一周入院。现安静状态下亦有心悸、呼吸困难。身体评估:体温 37℃,脉搏 110 次/分,呼吸 24 次/分,血压 110/70mmHg,口唇发绀,颈静脉怒张,两肺底可闻及湿啰音,并随体位改变,心界向两侧扩大,肝肋下 3cm。医疗诊断:风湿性心瓣膜病、全心衰竭,心功能Ⅳ级。诊治计划:休息、吸氧、强心、利尿、应用血管活性药物。

病例二 患者,男性,45 岁,发作性胸痛半年,每当快步行走或骑自行车上坡时感觉左胸压榨样疼痛,停止活动后几分钟可以缓解。作冠状动脉造影示冠状动脉有狭窄,发作时诊断为:心绞痛。医嘱:避免诱因、发作时休息、硝酸甘油 0.3mg 舌下含服。

问题:1. 在对急、慢性心衰患者的治疗中,护士应如何正确使用洋地黄类药物和硝普钠?
　　　2. 如何指导心绞痛患者使用硝酸甘油?

【目的】

1. 明确洋地黄类药物、硝普钠、硝酸甘油的药理作用。
2. 学会药物正确使用方法。
3. 学会观察药物不良反应,及时反馈,能配合医生进行药物中毒的处理。

【适用范围】

1. 洋地黄药物适用于急、慢性心力衰竭、心房颤动患者。
2. 硝普钠用于急性心衰及高血压急症(高血压危象、高血压脑病、恶性高血压)患者。
3. 硝酸甘油适用于冠心病心绞痛的治疗和预防;也可降低血压或治疗急性心力衰竭。

【操作步骤】

# 一、洋地黄用药护理(口服地高辛)

## (一) 准备

1. 环境准备 环境清洁,安静,温度适宜,必要时屏风遮挡。
2. 护士准备 衣帽整齐,修剪指甲、洗手、戴口罩。
3. 用物准备 医嘱单、地高辛、听诊器、计时器、发药车、水壶(温开水)、纸巾、记录本、笔等。

## (二) 实施方法

步骤 1 备齐物品到患者床前。

步骤 2 核对床号、姓名、药名、剂量、给药时间、方法。

步骤 3 向患者讲解用药的目的、注意事项,取得患者配合。

步骤 4 问症状:了解患者有无消化道症状(恶心、呕吐、食欲不振),神经系统反应(头痛、头晕、视物模糊等症状)。

步骤 5 数心率:若心率<60 次/分,节律变为不规则或由不规则心律突然变为规则,应暂缓给药,立即描记心电图并报告医师。

步骤 6 观察:看着患者服药,观察患者反应,询问有无不良感受。

## (三) 注意要点

1. 由于洋地黄的治疗量与中毒量接近故易发生中毒,尤其是老年人、有缺血性心脏病、心肌缺氧、低血钾、高钙血症等情况,易发生洋地黄中毒,应加强观察。告诉患者在用药期间出现不适要及时报告医护人员。

2. 告诉使用地高辛的患者,若有漏服,再次服药时不能补服,以免中毒。

3. 指导患者严格按照医嘱服药,不可随意加量或减量。告知患者定期检查心电图。

### （四）整理床单位及用物

协助患者取舒适体位,整理床单位及用物。

### （五）处置用物

按医院感染管理办法规定,分类进行用物处置。

### （六）记录

洗手,记录给药时间、剂量、患者用药后表现,签名。

# 二、硝普钠用药护理

### （一）准备

1. 环境准备　环境清洁,安静,温度适宜,必要时屏风遮挡。

2. 护士准备　衣帽整齐,修剪指甲、洗手、戴口罩。

3. 用物准备　医嘱单、药物及液体、注射器、一次性无菌输液器、输液避光袋、输液贴、输液泵、无菌手套、2%碘酊、70%乙醇(或碘伏)、无菌棉签、止血带、开瓶器、弯盘、网套、听诊器、血压计、推车、记录本、笔等。

### （二）实施方法

步骤1　备齐物品到患者床前。

步骤2　核对床号、姓名、药名、剂量、给药时间、方法。

步骤3　向患者讲解用药的目的、注意事项,取得患者配合。

步骤4　了解患者病情,测血压。

步骤5　核对药物,在治疗室中配制药液(硝普钠溶液对光敏感,见光易变质,需新鲜配制)。

步骤6　输液(操作见护理基本技术),使用避光可调输液器或输液泵静滴。根据患者的血压变化情况调整输液的速度。

步骤7　观察血压的变化　测血压每3~5min1次,将血压控制在理想水平可改成30min测血压1次;观察患者反应,询问有无不良感受(恶心、呕吐、烦躁、肌肉痉挛、头痛、厌食、心悸、出汗、发热、皮疹等);观察药液变化,静滴后如果溶液变为红棕色或蓝色,应立即更换。

### （三）注意要点

1. 选用上肢静脉作为输液通道。

2. 对光敏感,溶液稳定性较差,应现配现用并迅速将输液瓶用黑纸或铝箔包裹避光。

3. 使用输液泵,精确控制给药速度。

4. 静脉穿刺成功后方能输注硝普钠。

5. 不可与其他药物配伍。

6. 药液有局部刺激性,防止药物渗漏。

### （四）整理床单位及用物

协助患者取舒适体位,整理床单位及用物。

### （五）处置用物

按医院感染管理办法规定,分类进行用物处置。

（六）记录

洗手,记录给药时间、剂量、患者用药后表现,签名。

# 三、硝酸甘油片用药护理

硝酸甘油片是一种起效快、作用维持时间短的药物。舌下含化后 1~2min 起效,心绞痛即可缓解,作用持续时间一般为 10~30min,是心绞痛发作时的"救命药",心绞痛患者随身携带硝酸甘油片,在很大程度上保证了自己的安全。

## （一）准备

1. 环境准备　环境清洁,安静,温度适宜,必要时屏风遮挡。

2. 护士准备　衣帽整齐,修剪指甲、洗手、戴口罩。

3. 用物准备　医嘱单、硝酸甘油片、听诊器、计时器、发药车、记录本、笔等。

## （二）实施方法

步骤 1　备齐物品到患者床前。

步骤 2　核对床号、姓名、药名、剂量、给药时间、方法。

步骤 3　向患者讲解用药的目的、舌下含化的意义,取得患者配合。

步骤 4　嘱患者取半坐位,含服硝酸甘油一片。(因硝酸甘油能使全身静脉扩张,全身静脉容量增加,患者直立时,由于重力的原因,大量血液积存在下肢,造成相对的血容量不足、血压下降,出现头晕,甚至昏倒。平卧位含药虽不会发生体位性低血压,但因回心血量增加,加重了心脏负荷,也会使药效减弱)。

步骤 5　观察患者反应,询问有无不良感受(如面色潮红,搏动性头痛,心悸,血压降低等)。

## （三）注意要点

1. 药物保存　硝酸甘油是一种亚硝酸盐,挥发性强,过热见光都极易分解失效。故应放在棕色小玻璃瓶内,旋紧盖密闭保存,室温 15~30℃;或冰箱冷藏保存。

2. 药物携带　携带硝酸甘油时,勿贴身放置,以免受体温影响降低药效。

3. 药物更换　硝酸甘油是急救药物,每次更换药物需确定有效性。硝酸甘油的有效期一般为一年,如反复开盖取药,药物受温度、湿度和光线的影响,有效期缩短到 3~6 个月,故患者每次取药时应快开、快盖,用后盖紧。注意硝酸甘油失效期,对随身携带的药物更要及时更换。

4. 硝酸甘油禁用于心肌梗死早期(有严重低血压及心动过速时)、严重贫血、青光眼、颅内压增高和已知对硝酸甘油过敏的患者。

## （四）整理床单位及用物

协助患者取舒适体位,整理床单位及用物。

## （五）处置用物

按医院感染管理办法规定,分类进行用物处置。

## （六）记录

洗手,记录给药时间、剂量、患者用药后表现,签名。

【护患沟通】

1. 向患者表示感谢,谢谢配合。

2. 用药后注意休息,多饮水,避免情绪激动、剧烈运动。

3. 讲解药物常见不良反应,让患者及家属了解,一旦出现及时告诉医护人员。

4. 告知患者护士会巡查病房,如需要请及时按铃呼叫。

## 附1 洋地黄中毒表现

(1) 胃肠道症状:恶心、呕吐、食欲不振。
(2) 神经系统反应:如出现头痛、头晕、视物模糊等。
(3) 心脏毒性反应:常见心律失常,如室性早搏呈联律,房室传导阻滞等。

## 附2 洋地黄中毒处理

(1) 立即停用所有洋地黄类制剂及排钾利尿剂。
(2) 遵医嘱补充钾盐,口服或静脉滴注氯化钾。
(3) 遵医嘱给予纠正心律失常的药物,快速性心律失常常用苯妥英钠;缓慢性心律失常常用阿托品。

## 附3 硝普钠不良反应

(1) 一般表现:恶心、呕吐、精神不安,肌肉痉挛、头痛、皮疹、出汗、发热等。
(2) 甲状腺功能减退:大剂量或连续使用,可引起血浆氰化物或硫氰化物浓度升高可导致甲状腺功能减退。

## 附4 硝普钠中毒(氰化物或硫氰化物)表现

(1) 氰化物:反射消失,昏迷,低血压、呼吸浅,瞳孔散大
(2) 硫氰酸盐:运动失调,视力模糊,谵妄,眩晕、头痛,呕吐

## 附5 硝普钠中毒反应的处理

(1) 暂停输入硝普钠。
(2) 观察生命体征及神志的变化,监测血浆中氰化物、硫氰酸盐浓度(氰化物>3μmol/ml 硫氰酸盐>100μg/ml )。
(3) 遵医嘱使用拮抗药物(硝酸钠硫代硫酸钠)和降压药(硝酸甘油)。
(4) 血液透析。

(张朝鸿　张洪敬)

# 任务十　心脏电复律操作护理

**病例**

　　患者,男性,52岁,突发意识不清,心音消失,血压未测出,呼吸停止,心电图检查显示 P-QRS-T 波群消失,代之形态、频率、振幅完全不规则的"波浪"状曲线,频率为300次/分。诊断心室颤动,立即对该患者除颤。
　　问题:1. 电复律的方法有几种?
　　　　　2. 护士应如何实施除颤?

【目的】
1. 终止心律失常,恢复其窦性心律,缓解患者症状。

2. 抢救生命。

【适用范围】

1. 同步电复律 用于药物不能控制的、明显影响血流动力学的快速性室上性心律失常（心房颤动）和室性心动过速。

2. 非同步除颤 主要用于心室扑动、心室颤动。

【操作步骤】

（一）准备

1. 环境准备 环境清洁,无尘,安静,温度适宜（25℃左右）,必要时屏风遮挡。

2. 护士准备 衣帽整齐,符合要求,修剪指甲、洗手、戴口罩、带帽子。

3. 用物准备 电复律器、心电图机、示波器、抢救车、抢救药、气管插管、呼吸机、氧气、临时起搏器、记录本、笔等。

4. 患者准备 （室颤患者酌情进行准备）。

核对:核对床号、姓名。

告知:解释目的、方法、注意事项,取得患者配合。

药物:遵医嘱停用洋地黄类药1~2天,纠正低钾性酸中毒;口服胺碘酮1~2天,预防转复后复发;房颤有栓塞者抗凝治疗3周,复律后继续抗凝4周。

其他:复律前禁食4~6h,排空大小便,建立静脉通道。

（二）实施方法

步骤1 将患者置于硬木板床上,取仰卧位;取下义齿,松解衣扣与腰带;去除患者胸部绝缘和导电物质:如硝酸甘油,纳洛酮,止痛药,激素替代药和降压药贴膜等。非操作人员远离床边。

步骤2 连接心电图、监护仪,常规记录心电图。

步骤3 评估测血压,吸氧。

步骤4 配合麻醉,遵医嘱给予地西泮0.3~0.5mg,至患者处于嗜睡状,密切观察患者呼吸变化。

步骤5 在两电极板均匀涂导电糊或包生理盐水浸湿纱布,置于心底部（右侧胸骨旁第二肋间）及心尖部（左锁骨中线第4肋间乳头左下方）,用力按紧（图2-19）。

步骤6 充电,按体外除颤和非同步（同步）键,同步电复律充电150~200J,室颤充电360J。

步骤7 放电,操作者按紧电极板与患者皮肤接触,示意其余人员离开床位,打开"同步"或"非同步"（室扑、室颤）按钮放电,当患者躯干和四肢抽动一下后,立即移去电极板。放电后观察效果,如未成功,可连续除颤3次。

步骤8 持续心电监护,监护总时间不得少于24h。

（三）整理床单位及用物

协助患者取舒适体位,整理床单位及用物。

（四）处置用物

按医院感染管理办法规定,分类进行用物处置。

（五）记录

签名。

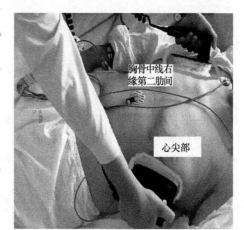

图2-19 电极板位置

**【注意事项】**

1. 连接电源。

2. 尽量使胸壁与电极板紧密接触,以减少肺容积和电阻;两电极板之间距离≥10cm,皮肤应均匀导电糊(盐水纱布)。

3. 充电要充分(3s),两次除颤之间充电约需 10 秒。

4. 避免接触患者;电极板避开皮肤溃烂或伤口部位;避开内置式起搏器部位。

**【护患沟通】**

1. 告知患者复律成功后,指导患者坚持用药物来维持疗效。

2. 卧床休息 1~2 天,避免情绪激动、剧烈运动。

3. 醒后 2h 内暂不进食,给予高热量、高维生素、易消化饮食,保持大便通畅。

4. 有告知患者护士会巡查病房,如需要请及时按铃呼叫。

5. 向患者表示感谢,谢谢配合。

## 附1 相关知识 心脏电复律

1. 概念 心脏电复律是将电流释放到心脏,使一定的心肌纤维除极,以打断折返环路,使心律失常终止,恢复其窦性心律的方法。

2. 类型

(1) 同步电复律:适用于新发生的房扑或房颤、室上性心动过速、室性心动过速。在心电图 R 波降支上发放电流,使折返环同时除极,折返消失,由自律性最高的窦房结控制心律。

(2) 非同步电复律:适用于室性心动过速、心室颤动。该方法发放强大电流,使>75%非同步折返环同时除极,由自律性最高的窦房结起搏点控制心律。

3. 严重心律失常急诊处理程序

(1) 评估:患者有无严重的症状和体征。快速心率(心率超过 150 次/分)常是引起症状和体征的原因。

(2) 诊断:ECG、心电监护。

(3) 电复律。

## 附2 电复律并发症

心肌损伤、心功能损伤、心脏停搏、皮肤烧伤、前胸和四肢疼痛、周围动脉栓塞。

(张朝鸿)

# 任务十一 人工心脏起搏器的护理

**病例**

患者,男性,46 岁,反复晕厥发作 3 年,3 年前首次发作时当地医院心电图检查,诊断"病态窦房结综合征",建议观察、随访,此后,晕厥时有发作,现发作频繁,经检查医生建议安装人工心脏起搏器进行治疗。

问题:如心律失常患者需采用人工心脏起搏治疗,护士应如何配合?

**【目的】**

纠正心律失常,降低死亡率,提高患者的生存质量。

【适用范围】

1. 心脏传导阻滞。

2. 病态窦房结综合征。

3. 反复发作的颈动脉窦性昏厥和(或)心室停搏。

【操作步骤】

（一）准备

1. 环境准备　环境清洁,无尘,安静,温度适宜(25℃左右)。

2. 护士准备　衣帽整齐,符合要求,修剪指甲、洗手、戴口罩、带帽子。

3. 用物准备　各种抢救仪器、药品,起搏器、记录本、笔等。

4. 患者准备

核对:核对床号、姓名。

告知:向患者、家属介绍其病变的性质、安起搏器的原因、目的和手术过程及术中如何配合等,取得患者配合。

药物:术前一天进行抗生素皮试,碘试,停用抗凝药。

备皮:常规备皮,埋藏式起搏备皮范围是前胸部、颈部、腋下、会阴部及双侧腹股沟,注意有无炎症感染等,动作轻柔,勿损伤皮肤,保护患者隐私。

其他:训练患者床上排尿,排便,术前一夜给予安定辅助睡眠,术前6h禁食。

（二）手术护理配合

步骤1　术前遵医嘱肌注镇静剂,排空大小便。

步骤2　术前协助患者取平卧位,头转向对侧,连接心电图机并进行床边心电监护,严密心电监护,观察记录呼吸、心率、脉搏、血压等变化,建立静脉通道。

步骤3　术后取平卧位或术侧的对侧卧位,禁止术侧卧位,术后3天绝对卧床,行心电监护,了解术中情况及起搏频率,遵医嘱静滴抗生素预防感染。

步骤4　用宽纱布加压包扎或沙袋压迫手术切口处6h,观察手术切口处有无出血、渗液,保持敷料干燥。

步骤5　术侧肢体制动24h,避免上抬,外展等动作,以防止导线受到牵拉使起搏器电极脱位。指导患者家属做术侧肢体按摩,防止肩关节僵硬,勿用力咳嗽。

（三）整理床单位及用物

协助患者取舒适体位,整理床单位及用物。

（四）处置用物

按医院感染管理办法规定,分类进行用物处置。

（五）记录

签名。

【注意事项】

1. 休息、体位　3天后患者取坐位,比卧位更有利于起搏电极在重力的作用下固定于心肌,鼓励下床轻度活动。

2. 密切观察脉搏、心率、心律　安起搏器后,患者的脉搏和心率与起搏器频率一致,不会因发热而增快。如脉搏、心率小于40次/分,易发生心源性晕厥。

【护患沟通】

1. 休息与活动　术后卧床休息1~3天,3天后可开始床旁活动,2~4周恢复正常的生活和工作,但避免剧烈活动,3个月内避免起搏器一侧的上肢剧烈活动,避免高举手臂(以肩关节外展不超过90度为宜),避免提取重物。

2. 饮食指导　告知患者进食高蛋白,富含维生素、纤维素的易消化食物,预防便秘。

3. 药物指导　继续遵医嘱服用治疗心脏疾病的药物。

4. 指导患者随身携带起搏器卡(包括起搏器型号、有关参数、安装日期、品牌等)。

5. 教会患者病情观察

(1) 突然出现胸闷、头晕、或晕厥等症状及时就医。

(2) 自测脉搏,每天 2 次,低于设定的起搏频率的误差超过 5 次/ 分,及时就医。

(3) 运动时心率不超过休息心率 5~10 次/分。

6. 保护起搏器植入部位　勿经常抚摸起搏器植入部位,一旦发现疼痛、发红、出血现象,及时就医。

7. 定期随访　术后第 1 个月、第 3 个月各 1 次,以后每半年 1 次。起搏器使用年限前 1~2 年,1~3 个月随访 1 次。

8. 起搏器使用　使用年限通常 5~7 年。告知患者远离强磁场、电场(包括电动剃须刀、真空吸尘器、发动机打火装置、机场上使用的金属探测器、核磁共振显像检查等)。雷雨天气不在户外活动或逗留,不使用电热毯,电按摩器,电烙铁等,以免导致起搏器故障。

## 附　相关知识

人工心脏起搏器是通过发放一定形式的电脉冲,刺激心脏,以替代或补充正常激发和控制心脏收缩的电子生理系统。它通过周期性的电脉冲发放刺激心脏,引起心搏,并实现生理机能控制,以达到治疗心律失常,提高患者生存质量和降低患者死亡率的目的。

### 一、起搏器组成

脉冲发生器、电极及其导线、电源。

### 二、心脏起搏器的分类

1. 临时(体外式)起搏器　脉冲发生器位于体外。

2. 永久(埋藏式)起搏器　脉冲发生器和电极均埋藏在体内。

3. 单腔起搏器　只有一根电极导线,根据需要可将其植入右心房或右心室合适的部位。

4. 双腔起搏器　有两根电极导线,通常分别植入在右心房和右心室内合适的部位。

5. 三腔心脏起搏器　除右心房和右心室植入导线外,通过冠状静脉窦植入导线至左心室侧静脉或侧后静脉,由心外膜起搏左心室,恢复左、右心室同步活动。

6. 四腔心脏起搏器　有两根电极导管插入左心室、左心房的冠状静脉系统,分别起搏左心房、左心室,再将另两根电极导管分别植入在右心房和右心室的内膜,电极导管和埋在患者上胸部起搏器相联接,同步起搏恢复心脏各腔室兴奋收缩的同步性和协调性。

### 三、手术过程

1. 局部麻醉。

2. 从头静脉/锁骨下静脉穿刺插入导管将电极送入心腔。

3. 测试电极性能。

4. 进行体外调试,皮下植入起搏器[制作起搏器囊袋:在上胸部(左侧或右侧)切开一个小口做一个囊袋,将起搏器的脉冲发生器放在这个囊袋里]。

5. 连接起搏器,缝合切口。

(张朝鸿)

# 任务十二 胃镜检查护理技术

**病例**

患者,男性,35岁,3年来周期性发作性上腹痛,疼痛多在餐后3~4h及夜间出现,进食可缓解。二天前上述症状加重,检查:生命体征无异常,消瘦,大便潜血试验(+)为明确诊断,拟行胃镜检查术。

问题:护士如何进行有效的护理?

【目的】

1. 认识胃镜检查适应证。

2. 能完成胃镜检查前的准备,协助医疗诊断。

3. 能配合胃镜下止血、钳取异物、电凝切息肉等治疗。

4. 能进行检查后的指导。

【适用范围】

1. 有上消化道症状(如恶心、呕吐、腹痛、腹胀等),需做检查以确诊者。

2. 不明原因上消化道出血者(如呕血、黑便)。

3. 疑上消化道肿瘤者(如消瘦、有胃癌、食管癌家族史、大便潜血阳性等)。

4. 需胃镜随诊的病变(如消化性溃疡、萎缩性胃炎、息肉病等),定期胃镜复查。

5. 需胃镜下治疗的患者。

【操作步骤】

(一) 准备

1. 环境准备 温度及湿度适宜,病房清洁整齐,光线好、关好门窗。

2. 护士准备 着装整洁、修剪指甲、洗手、戴口包。

3. 用物准备 内镜、光源主机、活检钳、细胞刷、必要的各种治疗器械、表面麻醉剂,各种急救药品(备用)以及内镜消毒设备。圆碗、弯盆、乙醇纱布、注射器、一次手套。记录本、笔。

4. 患者准备

核对:核对床号、姓名。

告知:做胃镜检查的目的、检查经过、注意事项,取得患者配合。

评估:患者年龄、病情、意识状态、饮食情况、情绪等;有无药物过敏史;患者心理状态,对检查的认知程度、合作程度。

(二) 实施方法

1. 术前护理

步骤1 术前禁食6~8h,已做钡餐检查者须待钡剂排空后再做胃镜检查。幽门梗阻患者应禁食2~3d,必要时术前洗胃。最好排空大不便。

步骤2 个别精神紧张或胃肠蠕动强者可在检查前15min肌注射阿托品0.5mg或丁溴东莨碱10mg。或行清醒镇静麻醉。

步骤3 咽部麻醉,检查前10min含服1%丁卡因麻醉润滑霜,有麻醉过敏史者可不用麻醉。

2. 术中护理

步骤1 协助患者取左侧卧位,头部略向前倾,双腿屈曲。

步骤2 在患者头下放一治疗巾,解开衣领和裤带,有活动义齿宜取出,嘱患者轻轻咬住牙垫。

步骤 3　在医生操作胃镜时,护士位于患者头侧或医生旁,用手固定牙垫和扶镜,以防滑出或移位。注意保持患者头部位置不动,嘱患者不要吞咽唾液以免呛咳,让唾液流入盘内或用吸引管将口水吸出。嘱患者缓慢深呼吸,有助于减轻恶心等不适反应。

步骤 4　检查结束退镜时,护士应手持纱布将镜身外粘附的黏液血迹擦掉。

步骤 5　根据需要配合活组织检查、黏膜染色,核对抽取病理标本并及时送检。

### (三) 整理床单位及用物

1. 协助患者取舒适体位,介绍术后注意事项。

2. 进行床侧清洗,整理床单位及用物。

### (四) 处置用物

按医院感染管理办法规定,分类进行用物处置。胃镜应送镜室进行手工清洗——酶洗——消毒液浸泡——乙醇冲洗及吹干等程序,按规范要求专人登记内镜编号、清洁、消毒时间,备用。

### (五) 记录

洗手,记录检查结果,检查过程中病情观察内容,签名。

【护患沟通】

1. 1h 以后才允许进食。

2. 活检一般 4 天后取报告。

（刘晓青）

# 任务十三　超声检查护理技术

**病例**

患者,女性,38 岁,反复右上腹部疼痛 3 年,与进食油腻食物有关,初步考虑胆囊病变,为明确诊断,建议进行超声检查。

问题:1. 超声检查有哪些临床应用?

　　　2. 护士应如何实施超声检查前的准备?

【目的】

1. 能认识超声检查的临床应用。

2. 护士通过实施检查前准备,协助医疗诊断。

【适用范围】

1. 肝、胆、脾、肾、膀胱、子宫、心脏及大血管等脏器疾病的诊断。

2. 胸腔积液的穿刺定位、测量器官的大小。

3. 鉴别病变组织是实质性、液体性或气体性。

4. 检测血流的方向、速度、性质、分布范围、有无反流及异常分流等,是诊断心脏及大血管疾病和观察胎儿活动的重要手段。

【操作步骤】

### (一) 准备

1. 环境准备　环境清洁,安静,温度适宜,必要时屏风遮挡。

2. 护士准备　衣帽整齐,符合要求,修剪指甲、洗手、戴口罩。

3. 用物准备　记录本、笔。

4. 患者准备

核对:核对床号、姓名。

告知:进行超声检查目的、检查经过、注意要点,取得患者配合。

评估:患者生命体征、饮食情况、情绪等。

## (二) 实施方法

1. 腹部检查　含肝脏、胆囊(道)、脾脏、胰腺、肾脏及胃等。

步骤1　检查前2天不进食牛奶、糖类及豆制品等产气食物,避免肠腔积气。

步骤2　检查的前一天晚餐进清淡饮食,晚餐后禁食,次日晨排便后进行检查。必要时检查前饮水400～500ml,使胃充盈作为声窗,以充分显示胃后方的胰腺及腹部血管等结构。

2. 盆腔检查　包括子宫、卵巢、膀胱、前列腺等。

检查前2h需饮水400～500ml,保持膀胱充盈,以利于显示盆腔内部结构。

3. 心脏及大血管检查

步骤1　检查前需适当休息10～15min。

步骤2　婴幼儿对检查不合作者,可用水合氯醛灌肠,待安静入睡后再行检查。

## (三) 整理床单位及用物

协助患者取舒适体位,整理床单位及用物。

## (四) 处置用物

按医院感染管理办法规定,分类进行用物处置。

## (五) 记录

洗手,记录检查结果,签名。

【注意事项】

1. 腹部超声检查前2天避免进行胃肠钡剂造影和胆道造影,以免造影剂干扰超声检查结果。

2. 有便秘、肠胀气患者,检查前一天晚服缓泻剂,检查日排便后进行检查。

【护患沟通】

1. 告知患者超声检查对人体无影响,检查后不必紧张。

2. 注意饮食应清淡、易消化,不要进食油腻食物。

3. 如检查结果确实存在问题,积极就医。

4. 向患者表示感谢,谢谢配合。

# 附　相关知识

超声检查是将超声波发射到人体内,利用超声波的物理特性和人体器官组织声学反射特征上的差异,在超声诊断仪器上以波形、曲线或图像的形式显示和记录,从而对人体组织的物理特征、形态结构、功能状态作出判断的一种非创伤性检查方法。

## 一、原　　理

1. 超声波特性

(1) 方向性:指超声波在介质中沿直线以纵波形式向单一方向传播的特性,这是用于临床诊断的基础。

(2) 反射、透射、绕射、折射与散射:超声波在均匀的介质内传播时无回声,但在非均匀的介质内传播时,因非均匀介质存在声阻抗差别则会产生反射、绕射、折射或散射而产生回声。

（3）吸收与衰减：是指超声波在介质中传播时，随着传播距离的增加，入射声波随之减少的现象。传播距离越深远，声波能量则越来越小，介质对声波的这种作用称为吸收，声能由大变小的现象称为衰减。声波衰减的主要原因与介质对超声的吸收、反射、折射、散射等有关。

（4）多普勒效应：用于探查心脏活动、胎儿活动及血流动力学的变化。

2. 人体组织声学特性　人体的各种组织具有不同的声学特性，根据各组织和病变的回声强度，分为以下回声类型。

（1）无回声型：超声波通过体内液体性物质，如血液、胆汁、尿、脑脊液、胸腹水、囊肿液、心包积液、羊水等，为最均匀的超声波传播介质，超声波通过时无回声反射，称为无回声型。A型超声图像上为液性平段，B型超声图像上为液性暗区。

（2）低回声型：超声波通过人体中结构较为均匀的实质性脏器或组织，如肝、脾、胰、肾实质、子宫、卵巢、肌肉、淋巴结、脂肪等，超声波通过时回声反射较弱，称为低回声型。A型超声图像上是低而小的回声波形，B型超声图像上为均匀细小的弱回声光点。

（3）强回声型：超声波通过结构复杂、排列不规则的非均匀性实质脏器或脏器发生病变时，如乳腺、心内膜、心外膜、大血管壁、器官包膜及某些肿瘤等，超声波通过时产生强回声反射，称为强回声型。A型超声图像上为高而多的回声波形，B型超声图像上为粗大而不均匀的强回声光点或光斑、小光团、光带等。

（4）全反射型：某些含气软组织或坚实致密结构，如肺、胃肠、骨骼、结石等，所形成的声学界面声阻抗很大，超声波遇到此界面时几乎全部被反射，称为全反射型。在超声图像上表现为明亮的强反射，后方的组织结构不能被显示。

超声波的物理特性和人体组织的声学特性是超声诊断成像的基本原理。

## 二、超声诊断仪

超声诊断仪由主机、探头（换能器）、显示器和记录装置组成。探头具备发射超声和接收超声（回声）的双重功能。在检查过程中，探头接触被检查脏器或组织，将接收的回声信息并输送到主机，经过放大、处理后在显示器上显示声像图。超声诊断仪可分为A型、B型、M型、D型等，各超声诊断仪器的特点和临床应用有一定区别。

（陈　懿）

# 任务十四　腹腔穿刺术护理

**病例**

患者，男性，40岁。乏力、食欲缺乏3个月，腹胀、少尿10天。有乙肝病史15年。查体：体温37.6℃，脉搏90/min，血压100/60mmHg，神志清，面色灰暗，巩膜轻度黄染，左侧颈部可见一蜘蛛痣。心肺无阳性体征。腹部明显膨隆，腹部可见轻度腹壁静脉曲张，移动性浊音阳性。双手肝掌明显，双下肢有凹陷性水肿。神经系统检查未见异常。辅助检查：白细胞$3.7×10^9$/L，红细胞$3.6×10^{12}$/L，血红蛋白110g/L，A/G比值26/42。为了减轻腹水引起的腹胀症状，应采取腹腔穿刺放腹水治疗。

问题：护士如何进行腹腔穿刺护理？

【目的】

1. 明确腹腔积液的性质，找出病原，协助诊断。

2. 适量的抽出腹水，以减轻患者腹腔内的压力，缓解腹胀、胸闷、气急、呼吸困难等症状，减少静脉回流阻力,改善血液循环。

3. 向腹膜腔内注入药物。

4. 注入一定量的空气(人工气腹)以增加腹压,使膈肌上升,间接压迫两肺,减小肺活量,促进肺空洞的愈合,在肺结核空洞大出血时,人工气腹可作为一项止血措施。

5. 施行腹水浓缩回输术。

6. 诊断性(如腹部创伤时)或治疗性(如重症急性胰腺炎时)腹腔灌洗。

【适用范围】

1. 腹水原因不明,或疑有内出血者。

2. 大量腹水引起难以忍受的呼吸困难及腹胀者。

3. 需腹腔内注药或腹水浓缩再输入者。

【操作步骤】

（一）准备

1. 环境准备　环境清洁,安静,温度适宜,必要时屏风遮挡。

2. 护士准备　衣帽整齐,修剪指甲、洗手、戴口罩。

3. 用物准备　常规消毒治疗盘1套,无菌腹穿刺包1个(内有腹穿刺针1个,无菌注射器20ml和20ml各1具、7号针头1个、洞巾1条、纱布2块等。),棉签盒、2ml1%普鲁卡因(或利多卡因)2支,无菌手套2副、载玻片及推玻片若干、培养基、乙醇灯、火柴、胶布等。

4. 患者准备

核对:床号、姓名、医嘱。

告知:穿刺目的、方法和注意事项等,消除患者恐惧,取得患者配合。

评估:患者的病情、耐受力、合作程度;术前测量腹围、血压、脉搏,检查腹部体征,以利动态观察病情。协助患者排尿,以防穿刺时损伤膀胱。

（二）实施方法

步骤1　协助患者取合适体位(轻者可坐位,体弱者可取半卧位或左侧卧位)。

步骤2　协助患者暴露腹部,选择适当的穿刺点。

步骤3　常规消毒穿刺部位皮肤,铺无菌孔巾,局部麻醉,根据穿刺目的不同选择穿刺针穿刺。

步骤4　协助穿刺,术者左手固定穿刺部皮肤,右手持针经麻醉处垂直刺入腹壁,待针尖抵抗感突然消失时,示针尖已穿过腹壁层腹膜,即可抽取腹水。

步骤5　协助放液,放液速度不得过快、过多,一次放液量不得超过3000ml,根据需要留样送检。

步骤6　拔出穿刺针,穿刺部位以无菌纱布按压5~10min,再以胶布固定。

步骤7　术后护理

（1）穿刺点护理:观察穿刺点有无腹水外溢,及时更换敷料,保持穿刺部位清洁,预防伤口感染。

（2）防腹压骤降:大量放液后,需以多头腹带束紧,以防腹压骤降、内脏血管扩张引起血压下降或休克。

（3）生命体征观察:密切监测体温、血压、脉搏、神志的变化,防止诱发肝性脑病。

（三）整理床单位及用物

1. 协助患者卧向穿刺部位的对侧,防止腹水外溢,卧床休息8~12h。

2. 整理床单位及用物。

## （四）处置用物

按医院感染管理办法规定,分类进行用物处置。

## （五）记录

洗手,记录穿刺过程中及穿刺术后患者生命体征变化,腹水的颜色、性状,放出腹水的量,穿刺部位有无溢液,签名。

**【护患沟通】**

1. 平卧位休息 8~12h。或卧向穿刺部位的对侧,防止腹水外溢。

2. 穿刺 3 日内禁淋浴,以免污染伤口。

3. 穿刺处敷料保持干燥,如被血液和汗水浸湿,要通知医护人员及时跟换。

（刘晓青）

# 任务十五　尿标本采集

## 一、随机尿标本采集

**病例**

患者,女性,26 岁,因发现尿色变深入院就诊,门诊医生拟行尿常规检查。

问题:护士应怎样指导患者进行随机尿标本采集?

**【目的】**

常规筛查、细胞学检查。

**【适用范围】**

门诊患者常规筛查、急诊患者检查。

**【操作步骤】**

## （一）准备

1. 环境准备　环境安静,清洁,温度适宜。

2. 护士准备　查对医嘱,将化验单附联贴于清洁试管上。

3. 用物准备　一次性尿杯、清洁试管(标注有姓名、编码等)或者视情况准备清洁的便盆或尿壶。

4. 患者准备

核对:核对姓名、床号。

告知:解释留尿的目的和方法及注意事项。

评估:患者的排尿情况。

## （二）实施方法

对于普通患者,给其尿杯和试管,自行去厕所留取。行动不便者,可协助其使用便盆或尿壶,收集足够尿液。留置导尿患者,于尿袋下方引流孔处打开塞子收集尿液。

## （三）整理床单位及用物

对于行动不变的患者协助患者取舒适体位并整理床及用物。

## （四）处置用物

按医院感染管理办法规定,分类进行用物处置。如将用过的尿杯放入医疗垃圾桶内。

（五）及时送检。

# 二、清洁中段尿培养标本采集

**病例**

患者,女性,46 岁,因发热、寒战、排尿不适 1 天入院,入院拟诊为急性肾盂肾炎,需行清洁中段尿培养检查。

问题:护士应怎样协助患者进行清洁中段尿培养标本采集?

【目的】
取未被污染的尿液标本作细菌学检查和药物敏感试验。

【适用范围】
尿路感染患者。

【操作步骤】

（一）准备

1. 环境准备　环境安静,清洁,温度适宜,关闭门窗,必要时屏风遮挡患者。

2. 护士准备　仪表大方,衣帽整洁、洗手、戴口罩、手套和帽子。查对医嘱,将化验单附联贴于无菌试管上,携用物至床旁。

3. 用物准备　尿检申请单,治疗盘内备无菌试管、乙醇灯、1∶1000 的新洁尔灭溶液、棉签或棉球、弯盘、手套(一次性)。

4. 患者准备

核对:核对姓名、床号。

告知:解释留尿的目的和方法以及注意事项,取得患者配合。

评估:患者的排尿情况。

（二）实施方法

步骤 1　协助患者取平卧位,双腿屈曲外展,脱去一侧裤子,弯盘置双腿之间,并注意保暖。

步骤 2　按导尿法用 1∶1000 的新洁尔灭溶液棉球消毒外阴及尿道口。(男性基本同女性,注意包皮和尿道口的消毒;如患者为留置尿管患者,应将尿管末端用 0.25% ~ 0.5% 碘伏消毒后采集)

步骤 3　取中段尿

1. 让患者排前段尿于弯盘中。

2. 取中段尿约 10ml 于试管中。

3. 点燃乙醇灯,燃烧法消毒试管口,塞紧棉球,切勿倒置。

（三）整理床单位及用物

对于行动不变的患者协助患者取舒适体位并整理床及用物。

（四）处置用物

按医院感染管理办法规定,分类进行用物处置。

（五）记录

洗手,标本及时送检。

【护患沟通】

1. 告知注意休息,多饮水,勤排尿。

2. 向患者表示感谢,谢谢配合。

（蔡佩璇）

# 任务十六　血液透析护理

**病例**

女性,49岁,公务员,尿中发现蛋白10余年。近1年来逐渐出现水肿并出现少尿、恶心、食欲差、皮肤瘙痒。体检:慢性病容,贫血貌,双眼睑水肿,BP180/100mmHg。肾功能检查 Ccr800μmol/L,医生诊断为慢性肾衰,建议患者做血液透析,并于1月前行动静脉内瘘手术,今日因水肿加重,头痛再次入院,拟行血液透析治疗。

问题:你作为主管护士,应如何护理?

## 【目的】

将患者体内多余水分及代谢废物排出体外,并从透析液中吸收机体缺乏的电解质及碱基,而被"净化"的血液经过静脉血管通路重新输入患者体内,以达到"清洗"、纠正水电解质及酸碱平衡的目的。

## 【适用范围】

1. 急性肾衰竭患者出现① 血尿素氮 > 21.4mmol/L, 血肌酐 > 442μmol/L;② 血钾 > 6.0mmol/L;③二氧化碳结合力<15mmol/L;④无尿或少尿达48h 以上,伴有高血压、肺水肿、脑水肿之一者。

2. 慢性肾衰竭患者出现 GFR<10mmol/L,血肌酐>707μmol/L,并有明显尿毒症临床表现,经治疗不能缓解。

3. 急性药物或毒物中毒患者,特别是那种分子量小,不与组织蛋白结合,在体内均匀分布的毒物,应争取 8~16h 内进行透析治疗。

## 【操作步骤】

### (一) 准备

1. 环境准备　透析室内严格执行定期清洁与消毒制度。

2. 护士准备　衣帽整齐,符合要求,修剪指甲、洗手、戴口罩。

3. 物品准备　①血液透析机、血液透析滤过器、血液透析滤过管路、安全导管(补液装置)、无菌治疗巾、穿刺针、一次性冲洗管、止血带、消毒用品、无菌手套、透析液等;②透析用药:生理盐水、肝素、5%碳酸氢钠;③急救药物:高渗葡萄糖注射液、10%葡萄糖酸钙、地塞米松等;④抢救器械:呼吸机、气管插管、吸痰器、心电监护仪等。

4. 患者准备

核对:核对床号、姓名。

告知:向初次接受透析的患者说明透析的目的、方法,减少患者的恐惧紧张情绪,使其配合医生的操作。

评估:患者的生命体征以及饮食、出入量和体重,必要时抽血做生化检验;检查内瘘是否通畅,有无出血、栓塞、感染等情况。

### (二) 实施方法

步骤1　正确连接透析管路,用生理盐水和肝素液冲管。

步骤2　消毒瘘管处,进行穿刺,穿刺时严格无菌操作,动作熟练、轻、稳。先穿刺动脉端,并接动脉管路针,开动脉血泵,流量 100ml/min,将血流引出透析器至静脉管路,接静脉回流针,穿刺动脉端,完成体外循环。

步骤3　调整透析时间和各项参数指标,一般透析时长为3~5h,血流量调至200~300ml/min,透析液流速500ml/min,温度37~39℃。

步骤4　透析中用肝素抗凝治疗,首次剂量为0.5~0.8mg/kg,于静脉穿刺处注入,以后每1h追加6~8g,透析结束前1h停止追加。

步骤5　在透析过程中护理人员应每隔30min至1h观察患者生命体征,注意测量并记录透析时间、超滤量及肝素用量;随时注意观察透析机的运转情况,发现问题并及时处理。

步骤6　透析结束时关闭超滤控制开关,使跨膜压降至50mmHg,血流量减至100 ml/min,以碘酒消毒动静脉穿刺部位,拔出动脉针头,待血液缓慢流入患者体内后,再拔出静脉针头,必要时留血标本做生化检查,标本及时送检。

步骤7　穿刺处消毒后覆盖无菌纱布,加压包扎。

步骤8　记录患者生命体征、体重,与患者约定下次透析的时间。

**【护患沟通】**

1. 告知注意休息,根据健康状况适当参加社会活动。

2. 保护好血管通路。

3. 合理饮食:保证充足的热量,适量优质蛋白,低盐饮食。

4. 控制液体摄入:严格执行"量出为入"原则,每天饮水量一般为前一天尿量加500ml水,两次透析之间,体重增加以不超过4%~5%为宜。

## 附　并发症的护理

1. **低血压**　最常见的并发症,可能与脱水过多过快、心源性休克、过敏反应有关。应严格掌握脱水量。处理:立即减慢血流速度,吸氧,并通过透析管路输入50%葡萄糖液40~60ml或10%氯化钠10ml,或输入200~250ml的生理盐水,症状重者加大补液量。

2. **失衡综合征**　严重高尿素氮血症患者开始透析时易发生,表现为头痛、恶心、呕吐、抽搐、昏迷等。所以缩短第一次透析时间可预防其发生,一旦发生,可通过透析管路输入50%葡萄糖液40ml或3%氯化钠40ml,使用镇静剂及对症处理。

3. **致热源反应**　由内毒素进入人体所致,常在透析开始1h左右发生。表现为寒战、发热等。预防:应严格无菌操作,做好透析管路的处理等。处理:发生致热源反应后,可肌注异丙嗪25mg,静注地塞米松2~5mg,注意保暖等。

4. **出血**　由于肝素应用、血小板功能不良等所致,表现为牙龈、鼻、消化道或颅内出血。处理:减少肝素用量,按1:1注射鱼精蛋白对抗或改用无肝素透析。

5. **其他**　过敏反应、心律失常、心绞痛、栓塞、溶血等,应予以对症护理。

(蔡佩璇)

# 任务十七　骨髓穿刺护理技术

**病例**

患者,男性,40岁。近年来劳动时心悸、气急,近一周来牙龈无故出血,量不多,无呕血、咯血和黑便。既往体健。查体:T 38℃,P 110次/分,R 24次/分,Bp 100/70mmHg,自主体位,皮肤苍白,胸前及两下肢有散在出血点,约针尖大小,不能隆起皮肤,压之不退色。为明确诊断,拟行骨髓穿刺术。

问题:护士应如何进行术中配合?

**【目的】**

1. 骨髓象检查,协助诊断血液病。

2. 骨髓涂片或细菌培养,用以检查某些感染性疾病。

3. 采集供者骨髓,准备骨髓移植。

**【适用范围】**

1. 各类血液系统疾病的诊断。

2. 化疗和免疫抑制剂治疗和不良反应的观察。

**【操作步骤】**

**（一）准备**

1. 环境准备　环境安静,清洁,温度适宜。

2. 护士准备　洗手,戴口罩、帽子和手套。

3. 用物准备

（1）常规消毒治疗盘1套。

（2）无菌骨髓穿刺包1个,内有骨髓穿刺针1个,无菌注射器(20ml和20ml各1副)、7号针头1个、洞巾1条、纱布2块等。

（3）其他用物:棉签盒、1%普鲁卡因或利多卡因(2ml)2支,无菌手套2副、载玻片及推玻片若干、培养基、乙醇灯、火柴、胶布等。

4. 患者准备

核对:床号、姓名、医嘱。

告知:穿刺目的、方法和中注意事项等,取消不必要的恐惧,取得患者配合。

评估:①患者的病情、耐受力、合作程度;②术前做血小板、出血时间、凝血时间检查;③术前做普鲁卡因皮试,阳性者改利多卡因麻醉。

**（二）实施方法**

步骤1　选用合适的体位　根据穿刺点不同选择,如髂前上棘穿刺患者选仰卧位;胸骨穿刺患者选仰卧位且后背垫枕头;髂后上棘穿刺患者取侧卧位或俯卧位;腰椎棘突穿刺患者选用坐位,尽量弯腰,头俯屈于胸前使棘突暴露。

步骤2　抽取骨髓　抽吸压力不宜过大,抽取量不宜过多(除细菌培养外),以免混入过多周围血,影响结果判断;且应立即涂片,以免凝固。

步骤3　拔针后局部加压,血小板减少者至少按压3~5min,并观察穿刺部位有无出血,局部覆盖无菌纱布。

**（三）整理床单位及用物**

协助患者取舒适体位并整理床单位及用物。

**（四）处置用物**

按医院感染管理办法规定,分类进行用物处置。

**（五）记录**

洗手,记录穿刺过程中患者生命体征,将制好的骨髓片和取得的骨髓培养标本及时送检。签名。

**【护患沟通】**

1. 平卧位休息4h。

2. 穿刺3日内禁淋浴,以免污染伤口。

3. 穿刺处纱布保持干燥,如被血液和汗水浸湿,要通知医护人员及时跟换。

（蔡佩璇）

# 任务十八　造血干细胞移植的护理

**病例**

　　患儿，女性，10岁。患儿半月前发热、乏力、鼻出血，入院查体见双下肢瘀斑，查血常规：白细胞 3.16×10^9/L，中性粒细胞 0.78×10^9/L，血小板 9×10^9/L，血红蛋白 42g/L，次日行骨髓形态学回示：有核细胞增生低下，原早幼粒细胞 6.5%，融合基因无异常发现，骨髓活检：增生低下，可见散在原始幼稚细胞，巨核系减少，为单圆核及双圆核巨核细胞，可见小灶纤维化。明确诊断为骨髓增生异常综合征，予小剂量阿糖胞苷皮下注射(0.01g，14d)治疗，与其父 HLA 配型 4/6 相合，为行造血干细胞移植入院。

　　问题：护士如何对移植进行有效围手术配合？

**【目的】**

　　对患者进行全身照射、化疗和免疫抑制预处理后，将正常供体或自体的造血细胞经血管输注给患者，使之重建造血和免疫功能。

**【适用范围】**

　　1. 血液系统恶性疾病　急淋、急非淋、慢粒、非霍奇金淋巴瘤、霍奇金淋巴瘤、骨髓增生异常综合征等。

　　2. 血液系统非恶性疾病　再障、地中海贫血、骨髓纤维化、重型阵发性睡眠性血红蛋白尿。

　　3. 其他实体瘤(乳腺癌、卵巢癌、睾丸癌、神经母细胞瘤、小细胞肺癌、尤文氏肉瘤、肾胚母细胞瘤、恶性胚细胞瘤等)。

　　4. 重症联合免疫缺陷病、严重自身免疫性疾病、基因治疗等。

**【操作步骤】**

**(一) 准备**

　　1. 环境准备　做好无菌层流室的准备。室内及其中一切用物均要严格消毒、灭菌处理。室内不同空间采样作空气细菌学监测，合格后方可允许患者入住。

　　2. 护士准备　戴一次性无菌手套，按无菌操作要求穿无菌分体式隔离衣，戴无菌口罩，进入消毒间再次消毒手，更换无菌拖鞋方可进入护士站。

　　3. 用物准备　输液设备、常规消毒用品、无菌骨穿包、无菌手套、局麻药、血袋、肝素、鱼精蛋白、地塞米松、急救用品。

　　4. 患者准备

　　核对：核对姓名、床号。

　　告知：操作目的、方法、注意事项、消除患者紧张情绪，取得患者配合。

　　评估：全面体检了解患者身体状况和心理状况，检查患者预处理情况(中心静脉置管是否通畅等)。

**(二) 实施方法**

　　1. 造血干细胞采集(手术室)

　　步骤 1　供者硬膜外或全身麻醉。

　　步骤 2　协助术者用采髓针在供者髂前或髂后上棘多点穿刺抽取骨髓液。

　　步骤 3　将获取的骨髓液立即置入含有肝素的保养液中，充分混合、分离、过滤后装入血袋。

步骤4　当采集到400ml时,开始回输事先采好的自身血以防休克,共取500~800ml骨髓液。

2. 造血肝细胞移植(层流室)

步骤1　患者入室当天以消毒液药浴后更换无菌衣裤,进入层流病室。

步骤2　输注前遵医嘱给予地塞米松5mg静脉注射,减少输注反应。

步骤3　连接输液器经受者中心静脉插管静脉滴注骨髓液,先慢后快,6h内全部输入。

步骤4　遵医嘱予鱼精蛋白,根据鱼精蛋白1mg可中和肝素100U计算鱼精蛋白剂量。

步骤5　每袋骨髓液输至最后5ml时停止输注,防止脂肪颗粒引起栓塞。

### (三) 整理床单位及用物

协助患者穿好衣服,取舒适体位并整理床及用物。

### (四) 处置用物

按医院感染管理办法规定,分类进行用物处置。

### (五) 准确记录

【护患沟通】

1. 指导患者保持良好的心理状态,服用激素的患者易激动,告知其家属应理解关心患者,这对延长移植后存活率相当有利。

2. 合理安排休息时间,指导学会自我检测的方法。

3. 按时服药,注意个人卫生,预防感染,定时随访。

# 附　术后护理

1. 预防感染

(1) 严格保持环境无菌。

(2) 严格执行医护人员的自身净化制度。

(3) 注意观察静脉穿刺置管处伤口,每天换药一次。

(4) 在患者白细胞和血小板明显下降时要绝对卧床休息,注意层流室内温度的变化,注意保暖,预防感冒,减少感染机会。

(5) 高度重视患者的主诉,注意检测体温变化,每天检测血象、尿、粪常规。

(6) 每天定时听肺部呼吸音,及时发现新的感染灶及时采取措施。

2. 预防出血

(1) 注意观察血象变化,尤其是血小板的变化,观察皮肤有无出血,瘀斑,牙龈出血,排泄物的颜色等。

(2) 血小板明显低下时,嘱患者绝对卧床,不要用力排便,勿挖鼻腔,不能骚抓皮肤,如有头痛,恶心,呕吐或视物模糊,要及时采取措施。

(3) 重度GVHD因大量血便,患者会出现胸闷,心悸,要密切观察心率、血压变化。

3. 预防GVHD　植活的干细胞含有免疫活性细胞,主要是T淋巴细胞,与患者组织发生免疫反应,可导致组织损害,此病称移植物抗宿主病(GVHD)。主要临床症状是皮肤损害,肝脏损害和肠道损害,早期表现为皮肤出现红色皮疹或丘疹,尤其要注意手掌,脚心,耳郭后的皮肤变化。

(1) 移植后的早期要特别注意异体移植的超急性GVHD。

(2) 注意观察消化道反应如腹泻情况,观察大便的色、质、量,有无肠黏膜脱落。

(3) 环孢素和甲氨蝶呤是预防急性GVHD的主要药物,用药时剂量要准确,按时用药。

(4) 应用环孢素是要定时检测体内环孢素的浓度,每周2次。

(5) 注意监测免疫抑制剂的临床副作用,如嗜睡、抽搐等。

(蔡佩璇)

# 任务十九 血糖、尿糖监测技术及治疗

**病例**

患者,男,60岁,多饮、多食、多尿伴消瘦10年,曾确诊为2型糖尿病,长期服用降糖药,血糖仍不能较好控制,需监测血糖、尿糖及使用胰岛素治疗。

问题:1. 护士怎样使用血糖仪监测患者血糖?

2. 护士怎样使用尿糖试纸监测患者尿糖?

3. 护士怎样使用胰岛素笔为患者进行胰岛素注射?

4. 护士怎样安装使用胰岛素泵为患者治疗?

## 一、血糖监测技术

【目的】

通过监测患者血糖,了解患者血糖控制水平,评价代谢指标,为治疗及护理提供依据。

【适用范围】

1. 糖尿病患者。

2. 健康人体检。

【操作步骤】

(一) 准备

(1) 环境准备:环境安静,清洁,温度适宜。

(2) 护士准备:仪表大方,衣帽整洁,符合要求,修剪指甲、洗手、戴口罩。

(3) 用物准备:治疗单、血糖检测仪、采血针、匹配的血糖试纸、75%乙醇、棉签、记录本、笔、利器盒、分类垃圾桶。

(4) 患者准备

核对:核对床号、姓名。

告知:检测目的、方法、注意事项、取得患者配合。

评估:了解身体状况是否符合血糖测定要求,如是否空腹或餐后2h、采血部位皮肤及血运情况等。

(二) 实施方法(图2-15)

步骤1 取75%乙醇消毒患者采血手指(无名指或中指指腹),待干。

步骤2 打开血糖仪并调试。取出试纸,插入血糖仪,出现小血滴图标后待用。

步骤3 患者手指乙醇干透后,取采血针于消毒部位采血,用干棉签拭去第一滴血,再轻轻挤出第二滴血,接触试纸测试区,待试纸吸入血液后,嘱患者用干棉签按压针刺部位1~2min。

步骤4 5秒钟后读取屏幕上显示出的测量结果并记录。

步骤5 关闭血糖仪,告知患者检测结果(图2-20)。

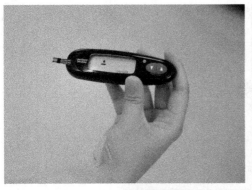
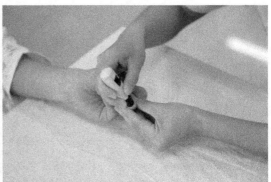
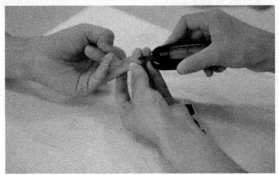

图 2-20　血糖仪的使用方法

### （三）整理床单位及用物

协助患者取舒适体位并整理床单位及用物。

### （四）处置用物

按医院感染管理办法规定，分类进行用物处置。如将用过试纸条放入医疗垃圾桶内，将采血针放入利器盒内弃用。

### （五）记录

洗手，将所测血糖值记录在血糖记录单上，签名。

【注意事项】

1. 确认血糖仪上代码与试纸条上代码一致。

2. 避免在输液侧选择采血部位。

3. 拇指顶紧指间关节，采血针紧靠于手指侧面采血，以减轻疼痛。

4. 勿用力挤压手指，以免组织液混入血样，影响血糖数值。

5. 血滴充满试纸测试区后，勿涂抹、移动试纸，应等待血糖数值。

【护患沟通】

1. 告知患者本次测量结果。

2. 指导患者掌握自我监测血糖的方法。

3. 告知患者护士会巡查病房，如有需要请及时按铃呼叫。

4. 向患者表示感谢，谢谢其配合。

## 二、尿糖试纸监测技术

【目的】

通过尿糖试纸检测，了解患者尿糖变化情况，为确定胰岛素注射量提供依据。

【适用范围】

糖尿病患者病情观察。

【操作步骤】

### （一）准备

1. 环境准备 环境清洁,温度适宜,必要时屏风遮挡。

2. 护士准备 衣帽整齐,符合要求,修剪指甲、洗手、戴口罩。

3. 用物准备 试纸瓶、试纸、记录单、笔、一次性薄膜手套、分类垃圾桶。

4. 患者准备

核对:核对床号、姓名。

告知:检测目的、方法、注意事项、取得患者配合。

评估:了解患者所留尿液是否符合要求。

### （二）实施方法

步骤 1 从试纸瓶内取出试纸。

步骤 2 将试纸条有试剂的一端浸入到尿液容器中,5 秒后取出。

步骤 3 1min 后,将试纸试剂端改变后的颜色与试纸瓶上的标准色板比较,判断尿糖含量。

步骤 4 结果以"+"表示。

### （三）整理床单位及用物

1. 协助患者取舒适体位并。

2. 将试纸瓶盖紧,阴凉干燥处保存,备用。

### （四）处置用物

按医院感染管理办法规定,进行用物处置。

### （五）记录

洗手,将所测数值记录于护理记录单,签名。

【注意事项】

1. 使用清洁干燥容器,最好为一次性尿杯和尿试管。

2. 尽量采用新鲜晨尿,随机留取的尿液以新鲜中段尿为宜。

3. 月经期女性不宜进行此项检测。

【护患沟通】

1. 告知患者本次测量结果。

2. 指导患者自行检测尿糖。

3. 告知患者护士会巡查病房,如有需要请及时按铃呼叫。

4. 向患者表示感谢,谢谢其配合。

# 三、胰岛素笔注射治疗技术

【目的】

通过注射外源性胰岛素,降低患者血糖,促进其脂肪、糖原、蛋白质的合成。

【适用范围】

1. 1 型糖尿病患者。

2. 2 型糖尿病需用胰岛素治疗者。

【操作步骤】

### （一）准备

1. 环境准备 环境安静,清洁,温度适宜,必要时屏风遮挡。

2. 护士准备　仪表大方,衣帽整洁,符合要求,修剪指甲、洗手、戴口罩。

3. 用物准备　胰岛素笔、胰岛素针头、75%乙醇、棉签、治疗单、笔、利器盒、分类垃圾桶。

4. 患者准备

核对:核对床号、姓名、医嘱。

告知:注射目的、方法、注意事项,取得患者配合。

评估:了解患者是否进食及血糖情况、注射部位皮肤情况。

### (二) 实施方法

步骤 1　取 70% 乙醇消毒注射部位皮肤,直径大于 5cm,待干。

步骤 2　再次核对胰岛素名称、剂型。

步骤 3　取 70% 乙醇消毒笔芯前端橡皮膜,平行方向安装胰岛素笔用针头,顺时针旋紧。

步骤 4　排气。针尖垂直竖起,调节剂量旋钮至"2 单位"处,手指轻弹笔芯架,按压注射键归零,如见一滴胰岛素从针头溢出,即可。(注意:每次安装新笔芯和针头时都要进行此操作)

步骤 5　旋转剂量调节旋钮,调至所需注射单位数。

步骤 6　皮下注射,垂直 90 度进针,极度消瘦患者,应捏皮注射。

步骤 7　注射完毕,针头停留皮下 6 秒以上,按住推键,快速拔出针头。

步骤 8　嘱患者用干棉签按压注射处 30 秒以上。

步骤 9　套上针头保护帽,针头卸下扔利器盒。套上笔帽备用。

### (三) 整理床单位及用物

协助患者取舒适体位,整理床单位及用物。

### (四) 处置用物

按医院感染管理办法规定,分类进行用物处置。

### (五) 记录

洗手,将本次注射情况记录于护理记录单,签名。

【注意事项】

1. 胰岛素笔和胰岛素应为同一厂家的产品,以免不匹配。

2. 检查胰岛素外观,如有沉淀物或块状物体,则不能使用。

3. 选择合适的注射部位并轮换,不宜在同一部位多次注射。

4. 注意胰岛素及胰岛素笔芯的正确保存。

【护患沟通】

1. 告知患者进食时间。

2. 指导患者了解胰岛素治疗注意事项。

3. 告知患者护士会巡查病房,如有不适请及时按铃呼叫。

4. 向患者表示感谢,谢谢其配合。

# 四、胰岛素泵注射治疗技术

【目的】

通过胰岛素泵治疗可以更平稳有效地控制患者血糖,减少血糖波动,提高患者生活质量。

【适用范围】

1. 1 型糖尿病患者。

2. 2 型糖尿病需长期使用胰岛素治疗者。

**【操作步骤】**

**（一）准备**

1. 环境准备　环境安静,清洁,温度适宜,必要时屏风遮挡。

2. 护士准备　仪表大方,衣帽整洁,符合要求,修剪指甲、洗手、戴口罩。

3. 用物准备　治疗盘、胰岛素泵、胰岛素储存器、连接管和针头1套、敷贴1张,胶带、70%乙醇、棉签、治疗单、笔、分类垃圾桶。

4. 患者准备

核对:核对床号、姓名;核对医嘱、核对患者24h血糖水平波动情况和基础代谢率情况。

告知:使用目的、方法、注意事项、取得患者配合。

评估:了解患者身体状况及皮肤情况,是否适宜使用此种治疗方法。如有无精神障碍、有无皮下输液管过敏等。

**（二）实施方法**

步骤1　安装胰岛素,储药器与导管连接,排气,按医嘱设定基础量。

步骤2　将安装好的胰岛素泵及用物携至床旁,再次核对医嘱。

步骤3　患者平卧,选择并充分暴露注射部位(常用腹部,与肚脐距离5cm以上)。

步骤4　75%乙醇常规消毒注射部位皮肤。

步骤5　捏起注射部位,拇指和食指固定导管前端针头,与皮肤呈45°或90°角进针。

步骤6　用敷帖固定针头,在距离5~10cm地方用胶带固定导管防脱落。

步骤7　将泵放于患者安全方便位置。

步骤8　标示穿刺日期。

**（三）整理床单位及用物**

协助患者取舒适体位,整理床单位及用物。

**（四）处置用物**

按医院感染管理办法规定,分类进行用物处置。

**（五）记录**

洗手,记录于护理记录单,签名。

**【注意事项】**

1. 胰岛素基础量设定无误。

2. 注意保证针头及导管固定通畅。

3. 经常检查泵运行情况与功能,防止装置泄漏或阻塞。

4. 观察注射部位皮肤有无红肿疼痛。

**【护患沟通】**

1. 向患者说明上泵后注意事项,如防水、防震、防电磁、报警时及时通知医护人员等。

2. 指导患者了解主要合并症及能正确进行及时处理。

3. 告知患者护士会巡查病房,如有需要请及时按铃呼叫。

4. 向患者表示感谢,谢谢其配合。

（刘善丽）

# 任务二十　腰椎穿刺术护理

**病例**

患者,男性,60 岁。因和他人争吵后突然倒地,不省人事,大小便失禁 2h 急诊入院,有高血压史 12 年,间断服降压药。入院评估:体温 37.2℃,脉搏 60 次/分,呼吸 24 次/分,血压 200/120mmHg。有鼾音,右侧鼻唇沟变浅,心率 60 次/分,律齐,无心脏杂音。口角歪向左侧,右侧上、下肢瘫痪,肌力 0 级,针刺无反应。颈项强直、Kernig 征阳性。初步诊断为"高血压性脑出血"。医生拟行脑脊液检查,进一步明确诊断。

问题:护士应如何配合进行腰椎穿刺术?

## 【目的】

1. 检查脑脊液的成分,了解脑脊液常规、生化、细胞学、免疫学变化以及病原学证据。
2. 测定脑脊液的压力。
3. 了解椎管有无梗阻。

## 【适用范围】

1. 中枢神经系统炎症性疾病的诊断与鉴别诊断:包括化脓性脑膜炎、结核性脑膜炎、病毒性脑膜炎、真菌性脑膜炎、乙型脑炎等。
2. 脑血管意外的诊断与鉴别诊断:包括脑出血、脑梗死、蛛网膜下腔出血等。
3. 肿瘤性疾病的诊断与治疗:用于诊断脑膜白血病,并通过腰椎穿刺鞘内注射化疗药物治疗脑膜白血病。
4. 测定颅内压力和了解蛛网膜下腔是否阻塞等。
5. 椎管内给药。

## 【操作步骤】

### (一) 准备

1. **环境准备**　环境清洁,安静,温度适宜,必要时屏风遮挡。
2. **护士准备**　衣帽整齐,符合要求,修剪指甲、洗手、戴口罩。
3. **用物准备**　硬板床,一次性腰椎穿刺包,局麻用药,无菌小瓶。
4. **患者准备**

核对:核对床号、姓名。

告知:腰椎穿刺的目的、方法、注意事项,取得患者配合。

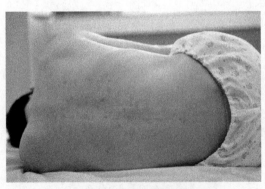

图 2-21　腰椎穿刺术体位

评估:患者神志、瞳孔大小及对光反射;穿刺部位皮肤是否清洁;是否排空膀胱等。

### (二) 实施方法

步骤 1　协助患者采取侧卧位,屈颈、屈髋、屈膝,双手抱膝,尽量使腰椎呈弓形后突,旨在使椎间隙增宽;双肩与床面垂直,双腿和双膝平行对齐。使穿刺部位充分暴露,腰椎间隙增大,可使穿刺顺利,提高穿刺成功率(图 2-21)。

步骤2 协助医师进行手术野皮肤消毒,铺无菌巾,进行局部麻醉。

步骤3 配合穿刺,术中密切观察患者的呼吸、面色、心率、意识情况。

步骤4 配合医生进行椎管测压,留取脑脊液标本,及时送检。

**(三)整理床单位及用物**

协助患者取舒适体位,整理床单位及用物。

**(四)处置用物**

按医院感染管理办法规定,分类进行用物处置。

**(五)记录**

洗手,将腰椎穿刺结果及脑脊液压力记录护理单上,签名。

【注意事项】

1. 检查床不宜过软,以保证脊柱不弯曲。

2. 穿刺中嘱患者避免咳嗽。

3. 密切观察病情变化,如患者出现神志改变或有肢体麻木、触电感,及时向反馈医生。

【护患沟通】

1. 腰穿前应向家属和(或)患者详细解释腰穿的目的、必要性以及腰穿可能给患者带来的不适和不良后果,征得家属和(或)患者的同意并签订知情同意书后方可进行。

2. 术后去枕平卧4~6h,24h内不宜下床活动,并多饮水,以防穿刺后的反应。

3. 颅内压增高者不宜多饮水,严格卧床的同时密切观察患者的意识、瞳孔和生命体征的变化,以便及时发现病情的变化。

(雷 宁 李燕燕)

# 任务二十一 面部按摩护理

**病例**

患者,男性,35岁,发现口角歪斜2h就诊,自述因天气热整晚开着空调,早晨起床后发现面部一侧口角歪斜,立即来医院医治,医疗诊断"面神经炎",经治疗病情好转,医生让患者进行面部肌肉锻炼。

问题:护士应如何指导患者进行面部按摩?

【目的】

1. 增加面部肌肉群的弹性恢复,增强面部的血液循环。

2. 改善面神经及面部肌肉组织的营养,加速炎症产物及代谢产物的吸收,促使面神经炎症、水肿消除,使面瘫康复。

【适用范围】

神经系统疾病引起面神经受损以及面瘫的患者。

【操作步骤】

**(一)准备**

1. 环境准备 环境清洁,安静,温度适宜,必要时屏风遮挡。

2. 护士准备 衣帽整齐,符合要求,修剪指甲、洗手、戴口罩。

3. 用物准备 镜子一面。

4. 患者准备

核对:核对床号、姓名。

告知:面部按摩目的、方法、注意事项,取得患者配合。

评估:了解患者有无面部按摩禁忌证,有无配合的能力等。

## (二) 实施方法

步骤 1　抬眉训练

嘱患者上提健侧与患侧的眉目,有助于抬眉运动功能的恢复。抬眉动作的完成主要依靠枕额肌额腹的运动,在失用型、轻、中度病变型面瘫中,枕额肌额腹的运动功能最容易恢复。

步骤 2　闭眼训练

嘱患者开始时轻轻地闭眼,两眼同时闭合 10~20 次,如不能完全闭合眼睑,露白时可用示指的指腹沿着眶下缘轻轻的按摩一下,然后再用力闭眼 10 次,有助于眼睑闭合功能的恢复。闭眼的功能主要依靠眼轮匝肌的运动收缩完成。

步骤 3　耸鼻训练

嘱患者往鼻子方向用力。耸鼻运动主要靠提上唇肌及压鼻肌的运动收缩来完成。耸鼻训练可促进压鼻肌、提上唇肌的运动功能恢复。

步骤 4　示齿训练

嘱患者口角向两侧同时运动,避免只向一侧用力练成一种习惯性的口角偏斜运动。示齿动作主要靠颧大、小肌、提口角肌及笑肌的收缩来完成,而这四块肌肉的运动功能障碍是引起口角歪斜的主要原因。

步骤 5　努嘴训练

用力收缩口唇并向前努嘴,努嘴时要用力。努嘴主要靠口轮匝肌收缩来完成。训练努嘴时同时训练了提上唇肌、下唇方肌及颏肌的运动功能。

步骤 6　鼓腮训练

鼓腮漏气时,用手上下捏住患侧口轮匝肌进行鼓腮训练。鼓腮训练有助于口轮匝肌及颊肌运动功能的恢复。

## (三) 整理床单位及用物

协助患者取舒适体位,整理床单位及用物。

## (四) 处置用物

按医院感染管理办法规定,分类进行用物处置。

## (五) 记录

洗手,将面部按摩护理后患者的状况记录在护理单上,签名。

**【护患沟通】**

1. 加强体育训练,增强体质:每天早睡早起,适当锻炼身体,合理规律的学习、工作和生活,避免过度疲劳,增强机体抵抗力。

2. 学会自我保健:出院后仍应注意不能用冷水洗脸,避免直接吹风,注意天气变化,及时添加衣物,防止感冒。

3. 保持乐观的情绪:保持心情愉快、乐观向上,保持情绪的稳定,避免精神紧张。

(雷　宁　李燕燕)

# 任务二十二　运动障碍(急性期、恢复期)护理

**病例**

患者,男性,66岁。因头痛伴右侧肢体活动不灵4h就诊。自述今晨6时左右醒来时感到头痛及左侧肢体活动不灵,伴呕吐1次。以"急性脑血管病"收入神经科病房。患者有烟酒嗜好,喜甜食。入院评估:体温37℃,脉搏80次/分,呼吸20次/分,血压160/90mmHg。神志清楚,双侧瞳孔等大等圆,光反射存在,右侧鼻唇沟浅,伸舌偏右,右侧肢体肌力1级,巴宾斯基征(+)。心肺正常,腹软。CT示右侧颞叶、顶叶、基底核区密度减低。初步诊断"脑血栓形成"。

问题:护士应如何对该患者进行护理?

【目的】

1. 患者能够适应进食、穿衣、沐浴或卫生自理缺陷的状态。
2. 能接受护理人员的照顾,生活需要得到满足。
3. 能配合运动训练,日常生活活动能力逐渐增强。
4. 不发生受伤、压疮、肢体挛缩畸形等并发症。

【适用范围】

脑血管疾病所致躯体功能障碍需要进行康复训练的患者。

【操作步骤】

## (一) 准备

1. 环境准备　环境清洁,安静,温度适宜,必要时屏风遮挡。
2. 护士准备　衣帽整齐,符合要求,修剪指甲、洗手、戴口罩。
3. 患者准备

核对:核对床号、姓名。

告知:康复训练的目的、方法、注意事项,取得患者配合。

评估:了解患者的年龄、病情、意识状态及配合能力等。

## (二) 实施方法

1. 急性期

步骤1　重视患侧刺激

(1) 房间的布置应尽可能地使患侧在白天自然地接受更多的刺激,如床头柜、电视机应置于患侧。

(2) 所有护理工作如帮助患者洗漱、进食、测血压、脉搏等应在患侧进行。

(3) 家属和患者交谈时也应握住患侧手,引导偏瘫患者头转向患侧。

(4) 避免手的损伤,尽量不在患肢静脉输液;慎用热水袋热敷等。

步骤2　协助合适体位

(1) 患侧卧位:是所有体位中最重要的体位。肩关节向前伸展并外旋,肘关节伸展,前臂旋前,手掌向上放在最高处,患腿伸展,膝关节轻度屈曲。

(2) 健侧卧位:患肩前屈,手平放于枕头上,伸肘,下肢患侧膝、髋屈曲,髋稍内旋。

步骤3　体位变换(翻身)　偏瘫、截瘫患者每2~3h翻身一次。

步骤4　床上运动训练

(1) Bobath握手:教会患者如何放松上肢和肩胛的痉挛,并保持关节的被动上举,可避免手的僵硬收缩,同时也使躯干活动受到刺激,对称性运动和负重得到改善。应鼓励患者每天

多次练习,即使静脉输液,也应小心地继续上举其患肢,以充分保持肩关节无痛范围的活动。

（2）桥式活动(选择性伸髋):训练用患腿负重,抬高和放下臀部,为患者行走作准备,可以防止患者在行走中的膝关节锁住(膝过伸位)。

（3）关节被动运动:进行每个关节的各方位的被动运动,可维持关节活动度,预防关节僵硬和肢体挛缩畸形。

（4）起坐训练:指导患者由侧卧位开始,健足推动患足,将小腿移至床缘外。坐位时应保持患者躯干的直立,可用大枕垫于身后,髋关节屈曲90°,双上肢置于移动桌上,防止躯干后仰,肘及前臂下方垫软枕以防肘部受压。

2. 恢复期

步骤1　上肢功能训练:一般采用运动疗法和作业疗法相结合。

步骤2　下肢功能训练:主要以改善步态为主。

（1）踝关节选择性背屈和跖屈运动。

（2）患侧下肢负重及平衡能力训练。

### （三）整理床单位及用物

协助患者取舒适体位,整理床单位及用物。

### （四）处置用物

按医院感染管理办法规定,分类进行用物处置。

### （五）记录

洗手,将康复训练的效果记录在护理单上,签名。

【注意事项】

1. 急性期不同的体位均应备数个不同大小和形状的软枕以支持。

2. 避免被褥过重或太紧。

3. 轮椅活动时,应在轮椅上放一桌板,保证手不悬垂在一边。

4. 恢复期康复时应告知患者要坚持,不要操之过急。

【护患沟通】

1. 告知患者及家属早期康复的重要性、训练内容与开始的时间,缺血性脑卒中患者只要意识清楚,生命体征平稳,病情不再发展后48h即可进行;多数脑出血康复可在病后10~14天开始。

2. 指导患者和家属掌握康复治疗知识和自我护理方法,帮助分析和消除不利于疾病康复的因素,落实康复计划。

3. 鼓励患者树立信心,克服急于求成心理,循序渐进,坚持锻炼。

4. 告知患者及家属康复过程中应经常和康复治疗师联系,以便及时调整训练方案。

5. 家属应关心体贴患者,给予精神支持和生活照顾,但要避免养成患者的依赖心理,鼓励和督促患者坚持锻炼,增强自我照顾的能力。

（雷　宁　李燕燕）

# 项目三　儿童护理技术

## 任务一　新生儿复苏

**病例**

初生婴儿,男性,胎龄35周,因"前置胎盘出血"2013年6月20日4时48分在我院妇产科剖宫产娩出,娩出时羊水中有黏稠的胎粪,羊水400ml,胎盘正中有血块压迹,脐带长75cm,绕颈、绕体各一周,产重2350g。患儿目前四肢皮肤青紫,呼吸慢而不规则,肌张力松弛,心率56次/分,弹足底无反应。

问题:患儿1minApgar评分为多少,护士应怎样对该新生儿进行抢救?

【目的】

用人工方法为窒息患儿重建呼吸和循环功能,尽快恢复新生儿肺部气体交换及全身血液和氧的供给,维持生命。

【适用范围】

新生儿窒息的抢救护理。

【操作步骤】

（一）准备

1. 环境准备　环境清洁安静,光线及温湿度适宜。

2. 护士准备　衣帽整洁,六部洗手,修剪指甲、戴无菌口罩。

3. 用物准备　新生儿窒息复苏模型、新生儿面罩、复苏气囊、低压吸引器或吸球、预热的辐射保暖台、护理记录单及相关药物(肾上腺素、纳洛酮等)。

4. 患者准备

核对:核对床号、姓名。

告知:告知复苏的目的、方法、注意事项,取得患儿家属配合。

评估:了解产妇妊娠史、羊水性状,评估新生儿Apgar评分。

（二）实施方法

步骤1　快速评估确定是否需要复苏。

新生儿出生后立即用5~10s快速评估4项指标:足月吗?羊水清吗?有哭声或呼吸吗?肌张力好吗?以上4项中有1项为"否",则进行以下初步复苏。

步骤2　初步复苏

（1）保暖:擦干患儿身上羊水和血迹,可使用辐射保暖台上或用预热的毯子裹住新生儿以减少热量散失等。对体重<1500g的极低出生体重儿,可考虑在辐射保暖台上加用塑料保温膜遮盖身体减少体热丢失,改善低体温,但要避免过热,体温过高会加重脑损伤,以防引发呼吸抑制。

（2）摆正体位:新生儿无论仰卧,颈部轻度伸仰呈"鼻吸气位"（即鼻吸气闻香花时头部自然略后仰的位置),使咽后壁、喉和气管成直线,使空气自由进入。

（3）清洁气道：肩娩出前助产者用手挤出新生儿口、咽、鼻中的分泌物。娩出后，用吸球或吸管清理分泌物，先口咽后鼻腔，避免刺激咽后壁引起迷走神经反射导致严重心动过缓并使自主呼吸出现延迟。应限制吸管的深度并注意吸引时间不超过 10 秒，吸引器的负压不应超过 100mmHg。

当羊水有胎粪污染时，无论胎粪是稠或稀，新生儿一娩出先评估有无活力，如有活力（呼吸、肌张力正常，心率>100 次/分），无需气管插管吸引，可按常规气道吸引；如无活力（即呼吸抑制，肌张力低或心率<100 次/分），立即在喉镜直视下吸除口咽胎粪并气管插管作气管内吸引，采用胎粪吸引管进行气管内吸引（负压为 100mmHg，边吸边慢慢撤出导管，每次吸引时间 3~5s）。如需再次插管吸引，要查婴儿心率，如减慢可决定不再重复吸引，即进行正压人工呼吸。

（4）刺激呼吸：吸引分泌物后，擦干新生儿身体、重新摆正体位，这些操作足以刺激大多数新生儿产生有效的呼吸。如仍无呼吸或啼哭可拍打新生儿足底或轻柔摩擦其背部 1~2 次。如这些努力无效，表明新生儿处于继发性呼吸暂停，需要正压通气。

步骤 3　正压通气

上述措施后，若患儿出现以下指征：①呼吸暂停或喘息样呼吸，②心率<100 次/分，应予以正压通气。

（1）通气压力为 20~25cmH₂O（1cmH₂O = 0.098kPa），少数病情严重的新生儿可用 2~3 次 30~40cmH₂O，以后维持在 20cmH₂O。通气频率为 40~60 次/分。有效的正压通气应显示心率迅速增快，可根据心率、胸廓起伏、呼吸音及氧饱和度来评价通气是否有效。

（2）如正压通气达不到有效通气，需检查面罩和面部之间的密闭性，观察是否有气道阻塞或气囊漏气等。面罩型号应正好封住口鼻，但不能盖住眼睛或超过下颌。

（3）经 30 秒充分正压通气后，如新生儿有自主呼吸，且心率≥100 次/分，可逐步减少并停止正压通气。如新生儿自主呼吸不充分，或心率<100 次/分，应继续用气囊面罩或气管插管施行正压通气，并检查及矫正通气操作。如新生儿心率<60 次/分，予气管插管正压通气并开始胸外按压。

（4）注意：①无论足月儿或早产儿，正压通气均要在氧饱和度仪的监测指导下进行。早产儿给氧浓度为 30% ~40%，用空氧混合仪根据其氧饱和度调整给氧浓度，使氧饱和度达到目标值。②持续气囊面罩正压通气（>2min）可产生胃充盈，应常规插入胃管，用注射器抽气和通过在空气中敞开端口来缓解胃充盈。③国内使用的新生儿复苏囊为自动充气式气囊，使用前要检查减压阀，有条件最好配备压力表。自动充气式气囊不能用于常压给氧。

步骤 4　胸外按压

（1）充分正压通气 30 秒后心率<60 次/分，在正压通气同时进行胸外按压。

（2）按压部位：新生儿两乳头连线中点的下方，即胸骨体下 1/3。

（3）按压手法：可采用拇指法或双指法。①拇指法：双手拇指端压胸骨，根据新生儿体型不同，双拇指重叠或并列，双手环抱胸廓支撑背部。此法不易疲劳，能较好地控制下压深度，并有较好的增强心脏收缩和冠状动脉灌流的效果。②双指法：右手食、中 2 个手指尖放在胸骨上，左手支撑背部。其优点是不受患儿体型大小及操作者手大小的限制。

（4）按压的深度：约为患儿胸廓前后径的 1/3，产生可触及脉搏的效果。按压和放松的比例为按压时间稍短于放松时间，放松时拇指或其余手指不应离开胸壁。

（5）胸外按压和正压通气需默契配合，因为通气的损害几乎总是新生儿窒息的首要原因。因此胸外按压和正压通气的比例应为 3∶1，即 90 次/分按压和 30 次/分呼吸，达到每分钟约 120 个动作，即 2 秒内 3 次胸外按压加 1 次正压通气。30 秒后重新评估心率，如心率仍<

60 次/分,除继续胸外按压外,考虑使用肾上腺素。

步骤 5 遵医嘱使用药物如肾上腺素、扩容剂等。

### (三)整理床单位及用物

协助患者取舒适体位,整理新生儿抢救床(远红外线辐射台)及用物。

### (四)清理用物

按医院感染管理办法规定,分类进行抢救用物处置。

### (五)记录

洗手,记录复苏过程、效果及用药等情况。

【护患沟通】

1. 告知新生儿复苏的方法及注意事项,取得其家属配合。

2. 指导家属小儿复苏后的日常护理及观察方法。

3. 向患者及家属表示感谢,谢谢配合。

（黄吉春）

# 任务二 新生儿日常护理(沐浴、眼部、脐部、臀部护理)

| 病例 |

新生儿,女性,于 2 天前在某医院妇产科出生,足月顺产,第一胎,出生体重 3200g,身长 51cm。新法接生,无宫内窘迫及产后窒息,1minApgar 评分 10 分。无羊膜早破、无胎粪污染,出生后无进行性呼吸困难,哺乳正常。体温 36℃,呼吸 43 次/分,心率 130 次/分。腹软,脐部尚未脱落,无渗液。

问题:新生儿脐部未脱落,且新陈代谢快、大小便不能自主控制,容易发生感染,护士应怎样对该新生儿进行护理?

【目的】

1. 保持新生儿眼部、脐部及全身皮肤清洁,促进血液循环、增进身体的舒适,预防感染。

2. 促进新陈代谢、促进食欲和睡眠,有利于新生儿生长发育。

3. 观察新生儿全身情况,有利于及时发现疾病及早治疗。

【适用范围】

正常新生儿及患病新生儿的常规护理。

【操作步骤】

### (一)准备

1. 环境准备 光线充足,安静、清洁;操作台柔软,能够满足操作物品及人员展开的相对独立空间;沐浴时关闭门窗,无对流风。

2. 护士准备 衣帽整洁,沐浴时应卷袖过肘,六部洗手,修剪指甲,戴无菌口罩。

3. 用物准备 大毛巾、小面巾、新生儿衣服、纸尿裤,护理篮内盛:指甲刀、弯盘、脐带卷、无菌纱布、无菌镊子、干棉签、发梳、70%乙醇、碘伏、5%鞣酸软膏、5%~10%硝酸银溶液、生理盐水,胶布。消毒液状石蜡棉球、新生儿洗发沐浴露、新生儿润肤露。新生儿情况记录单 1本、笔 1 支、消毒澡盆、医疗垃圾桶。必要时备磅秤、系带、预防注射用物等。

4. 患者准备

核对:核对床号、姓名。

告知:通过对护理任务讲解,使家属知晓新生儿日常护理目的、方法、注意事项及配合要点,减轻其心理紧张感,指导家属对新生儿采取舒适体位,做好操作前准备。

评估:了解新生儿眼部、脐部及全身皮肤情况,观察有无红肿、糜烂、破溃、感染。

### (二) 实施方法

1. 新生儿沐浴(盆浴)

**步骤1　准备沐浴** ①备齐用物,调节室温26~28℃。②调节水温38~40℃(应先加冷水再加热水,2/3满为宜,夏季可稍低约37~38℃),在没有温度计的情况下,用胳膊肘进水试一下,不烫不凉即可。③核对新生儿胸牌、手圈、床头卡(查对产妇姓名、床号、新生儿性别、出生日期及时间)。④评估新生儿目前状况是否适合沐浴(应注意避开新生儿喂乳前后1h)。⑤向家属进行相关解释后,将新生儿送至沐浴室。

**步骤2　脱去衣物** 将新生儿抱至沐浴台上,脱衣并同时检查身体状况,留下尿布,用大毛巾包裹新生儿至双肩。如为第一次沐浴的新生儿,可用消毒液状石蜡棉球擦去颈部、腋下、四肢皱折、腹股沟、女婴阴唇等部位皮肤上的胎脂和血液。

**步骤3　清洗头面部** ①洗脸:洗面部时禁用肥皂,用清洁小面巾蘸少量温水拧干后,由内眦向外眦擦拭眼,更换面巾清洁部位以同法擦另一眼,再同法清洗额头、面部、鼻翼、口周、下颏及耳。②洗头:护士以左手托住新生儿枕部,将新生儿躯干夹于护士左腋下,左手拇指和中指将新生儿双耳廓压向内盖住其外耳道口,防止水流入耳内。护士用右手先湿润小儿头发,将洗发沐浴露用手搓成泡沫后擦在新生儿头发上,柔和地按摩新生儿,以水冲净并用大毛巾擦干,注意勿使水或泡沫进入新生儿耳、眼内。

**步骤4　洗躯干** ①抱持方法:去掉大毛巾,护士左手从新生儿腋下握住新生儿左臂靠近肩处,使其头颈部枕于护士手腕处,护士再以右前臂托住新生儿右腿,右手握住新生儿左腿靠近腹股沟处使其臀部位于护士手掌上,将新生儿抱起轻轻放于水盆中。必要时盆底可垫毛巾,以防新生儿滑倒。清洗时,操作者的手不要离开新生儿的身体,换手时注意安全。②清洗顺序:护士用右手从上到下按顺序清洗新生儿颈部、胸部、腋下、双上肢、腹部、腹股沟、下肢、背部、臀部。洗背部、肛门时,护士换右手抓紧新生儿左臂靠近肩处,将新生儿头部转向一侧,使其面部、胸部靠在护士右前臂上,护士左手持毛巾清洗新生儿。注意洗净颈部、腋下、腹股沟、手(足)指(趾)缝等皮肤皱褶处。清洗会阴时,女婴需分开阴唇,自上而下轻轻擦洗,男婴则将包皮往上推,露出阴茎头将污垢洗净,清洗后还原包皮。③脐带未脱落的新生儿盆浴时注意不要弄湿脐部,可分段沐浴或用防水护脐贴保护,时间应控制在10min以内。④新生儿头顶部皮脂结痂不可用力清洗,可涂液状石蜡浸润,待次日轻轻梳去结痂后再给予洗净。

**步骤5　浴后护理** 动作应迅速轻柔,减少暴露,注意保暖。①擦干:将新生儿抱至沐浴台上,用大毛巾包裹新生儿,从上到下轻轻吸干水分,尤其是皮肤皱褶处,不可用力擦,并注意同时检查新生儿皮肤粘膜情况。②涂抹润肤露:从上到下,尤其在颈部、腋下和腹股沟等皮肤皱褶处涂抹少许润肤露,涂抹时注意遮蔽口、鼻、会阴部。③脐部护理:脐带未脱落者更换脐部敷料(详见脐部护理)。④臀部护理并更换尿布。⑤检查眼、耳、鼻有无异常,如有分泌物可进行清洁并遵医嘱进行相应处理。⑥视情况修剪指甲,进行抚触等。

**步骤6　核对穿衣** ①核对新生儿标牌、手圈、胸卡(床号、姓名、性别、母亲姓名等),手圈字迹不清晰者应及时更换。②穿衣服:将新生儿的一只胳膊轻轻抬起,使肘关节稍稍弯曲伸入袖子,轻轻拉出小手。整理衣服,带子打活结并固定好。将衣服袖口拉出,包覆住宝宝的双手,避免新生儿抓脸。③穿裤子:操作者手从裤脚管中伸入,拉住小脚,将脚轻轻地拉出。最后将裤腰提上去包住上衣,整理平整。④别上胸卡,裹好包被,将新生儿抱送给母亲。

**步骤7　整理记录** 用消毒液擦抹台面及洗澡盆,必要时更换床单元,医疗垃圾与生活垃圾的处理。详细记录观察到的新生儿全身情况。

**2. 眼部护理**

**步骤1 核对解释** 核对医嘱和药品,检查药品质量、有效期。备齐用物携至患者床旁,核对新生儿腕带、胸牌、床头卡。解释眼部护理的目的、方法、注意事项。

**步骤2 清洁眼部** 护士左手固定新生儿头部,右手用蘸了无菌生理盐水的棉签从内眦到外眦两侧轻轻擦拭清洁眼部。注意1根棉签只能擦拭1次,棉签蘸无菌生理盐水时,应挤出多余水分,以免滴入小儿眼内。如发现眼部分泌物过多或结膜充血,应及时向医生汇报,并在医生的指导下用药。

**步骤3 眼部给药** 将小毛巾放于患侧眼睛外侧,左手固定新生儿头部,注意新生儿头略偏向患侧。用左手拇指、食指轻轻分开新生儿的上下眼睑,右手持药瓶至离眼1～2cm(勿触及睫毛及睑缘),滴药1～2滴至结膜囊内后放开手,用消毒棉签棒轻轻擦去眼周药液,勿使药液流入同侧耳道。注意新生儿不得与他人共用眼药,以防交叉感染。

**步骤4 整理记录** 安置新生儿舒适卧位,整理用物,洗手,及时正确记录新生儿眼部情况。

**3. 脐部护理**

**步骤1 核对解释** 备齐用物携至患者床旁,核对新生儿腕带、胸牌、床头卡。解释脐部护理的目的、方法、注意事项。

**步骤2 观察评估** 观察新生儿一般状况。将新生儿衣物向上卷起,解开尿布,暴露脐部。脐带未脱落者,注意观察脐部纱布有无渗血、结扎线是否脱落。脐带已脱落者,注意观察脐窝有无分泌物及肉芽。有异常情况及时通知医生,并按医嘱给予相应处理。

**步骤3 脐部常规处理**

脐带未脱落前:勿强行剥脱,以免出血或感染。应保持脐部的清洁、干燥,每日彻底清洁消毒脐部1～2次,直至脱落。护士左手用镊子轻轻上提结扎线暴露脐带根部,右手用消毒棉签蘸70%乙醇以无菌技术消毒脐带。若脐带尚未干燥,消毒时脐断面开始向下消毒至脐根部。若脐带已干燥,则以脐根部为圆心环行由内向外消毒脐根部周围皮肤,直至清理干净。盖上消毒纱布,并用脐带卷将纱布固定好。注意每根棉签限用一次,不可重复使用,也不可来回涂擦,以免诱发脐部炎症。若脐根部凹陷不易消毒,可用左手示指和拇指撑开脐根部。用70%乙醇消毒后,用棉签蘸95%乙醇以无菌技术涂抹脐根部,可以促进脐带尽快干燥。

脐带脱落后:如无异常情况,只需沐浴后用无菌干棉签拭去脐部水分即可。

**步骤4 脐部异常情况处理** 如脐部出现渗血,需压迫止血或重新结扎。

如脐部潮湿、有黏液者,用消毒棉签蘸70%乙醇擦去分泌物后,可用2%碘酊从脐带残端环行涂抹至脐根部,再用70%乙醇脱碘。或消毒后遵医嘱局部使用活力碘、3%过氧化氢等药物环行涂抹,注意保持脐部干燥。

如脐轮红肿并有脓性分泌物,应及时向医生汇报,必要时送分泌物做细菌培养。

脐带脱落后如有肉芽肿形成者,可用左手固定并绷紧脐周皮肤,使肉芽组织充分暴露后,右手用消毒棉签蘸5%～10%硝酸银溶液烧灼肉芽(注意:蘸了硝酸银溶液的棉签不能接触脐窝周围皮肤,应以垂直方向点在肉芽组织处),再用生理盐水棉签擦拭干净。

**步骤5 整理记录** 为新生儿穿好衣物、更换尿布,注意尿布勿遮盖脐部。整理用物,洗手。及时正确记录观察到的新生儿脐部情况。

**4. 臀部护理**

**步骤1 核对解释** 备齐用物携至患者床旁,核对新生儿腕带、胸牌、床头卡。解释脐部护理的目的、方法、注意事项。

**步骤 2　暴露臀部**　将新生儿衣物向上卷起,解开尿布,以原尿布上端洁净处轻拭会阴部及臀部,并以此盖住污湿部分,尿布清洁端垫于臀下。

**步骤 3　清洁臀部**　先用软纸巾轻轻擦净新生儿臀部,再用温热水将会阴及臀部清洁干净,最后用小毛巾吸干皮肤表面水分。注意清洗和擦拭应按从上到下,先外阴后肛门顺序,动作应轻柔。

**步骤 4　更换尿片**　一手轻轻提起新生儿双足,使臀部略抬高,另一手取下污尿布,再将清洁尿布垫于腰下,放下双足,暂不把尿片包好。

**步骤 5　臀部评估**　观察肛周及会阴部皮肤是否完整,有无潮红、皮疹、糜烂、表皮剥脱等,有异常者及时通知医生,并按医嘱给予相应处理。

**步骤 6**　如臀部皮肤无异常,可用无菌棉签均匀涂抹润肤油、润肤乳液或鞣酸软膏保护臀部皮肤,如有臀红等异常,遵医嘱进行相应处理。

**步骤 7　整理记录**　为新生儿穿好衣物、包上尿布。打开污尿布,观察粪便性质(必要时留取标本送检)后放入尿布桶内。整理用物并洗手。记录观察到的新生儿臀部情况及大便性状。

### (三) 整理床单位及用物

协助患者取舒适体位,整理新生儿沐浴和眼、脐、臀护理用物。

### (四) 清理用物

按医院感染管理办法规定,分类进行用物处置。

### (五) 记录

洗手,记录沐浴和眼、脐、臀护理过程、发现及用药等情况。

**【护患沟通】**

1. 告知测量方法及注意事项,取得其配合。

2. 沐浴时应多与新生儿及家属交流,一边操作一边向家属介绍操作方法,指导家长如何在家对小儿进行日常护理及观察。

3. 向患者及家属表示感谢,谢谢配合。

(黄吉春)

# 任务三　温箱使用法

**病例**

患儿系孕 31 周,于 2h 前在我院妇产科出生。出生体重 1900g,身长 42cm。查体:肛温 35.5℃,呼吸 45 次/分 心率 138 次/分,体重 1900g 早产儿外貌,皮肤薄嫩,胎脂覆盖较多,哭声响亮,对刺激反映尚可,皮肤黏膜无黄染、花斑。头发蓬乱,前囟 2.2cm×2.2cm,头围 29cm,胸围 37cm,双侧瞳孔等大等圆,对光反射灵敏,口周轻度发绀,呼吸欠规则,无呼吸暂停。双肺呼吸音粗糙,未闻及啰音,心查阴性,肠鸣音弱。四肢肌张力稍弱,原始反射存。

问题:护士应怎样对该新生儿进行保温?

**【目的】**

创造一个温度和湿度相适宜的环境,使患儿体温保持稳定,以提高未成熟儿的成活率,避免低温造成缺氧、低血糖、硬肿、生长迟缓等一系列不良后果。

**【适用范围】**

1. 早产儿护理。

2. 寒冷损伤综合征新生儿的护理。

**【操作步骤】**

**（一）准备**

1. 环境准备　房间温度以 24~26℃ 为宜,以减少温箱辐射热的损失,温箱不宜放置在阳光直射、有对流风及取暖设备附近,以免影响箱内温度的控制。

2. 护士准备　衣帽整洁,六部洗手,修剪指甲、戴无菌口罩。

3. 用物准备　应检查温箱性能完好,保证安全,使用前做好清洁消毒工作。

4. 患者准备

核对:核对床号、姓名。

告知:告知操作的目的、方法、注意事项,取得患儿家属配合。了解患儿的孕周、出生体重、日龄、生命体征及一般情况,有无并发症等。

评估:了解生命体征情况,尤其出生体重、体温、末梢循环等。

**（二）实施方法**

1. 入温箱条件

（1）凡出生体重在 2000g 以下。

（2）异常新生儿:如新生儿硬肿症、体温不升者。

2. 入箱前准备

步骤 1　温箱使用前须先清洁消毒。

步骤 2　将蒸馏水加入温箱水槽中至水位指示线,加蒸馏水于湿化器水槽中。

步骤 3　开启电源开关,检查断电报警功能正常后关闭电源开关。

步骤 4　预热:打开电源开关,将预热温度调至 28~32℃,一般预热约 1~2h 才能使温箱稳定至所需温度。

步骤 5　根据湿度计湿度读数,调整湿度控制旋钮。箱内湿度应维持在 55%~65%。

步骤 6　根据患儿体重及出生日龄调节适中温度（表 3-1）。若为新生儿硬肿症或其他体温不升者,须遵循逐渐复温原则调节箱温。

表 3-1　不同出生体重早产儿温箱湿度参考数

| 出生体重(g) | 中性温度 | | | |
|---|---|---|---|---|
| | 35℃ | 34℃ | 33℃ | 32℃ |
| 1000 | 初生 10 天内 | 10 天以后 | 3 周以后 | 5 周以后 |
| 1500 | | 初生 10 天内 | 10 天以后 | 4 周以后 |
| 2000 | 初生 2 天内 | 2 天以后 | 3 周以后 | |
| >2500 | | | 初生 2 天内 | 2 天以后 |

3. 入箱后护理

步骤 1　将患儿穿单衣或裹尿布后放置箱内,若保温不好,可加盖被,但勿堵住气孔。

步骤 2　一切护理操作应尽量在箱内进行。喂奶、换尿布、清洁皮肤、观察病情及检查等操作可从边门或袖孔伸入进行,尽量少打开箱门,以免箱内温度波动。若确因需要暂出温箱治疗检查,也应注意在保暖措施下进行,避免患儿受凉。工作人员操作前后必须洗手,防止交叉感染。

步骤3 定时测量体温:根据体温调节箱温,并做好记录,在患儿体温未升至正常之前应每1h监测1次,升至正常后可每4h测量1次,注意保持体温在36~37℃之间,并维持相对湿度。

步骤4 使用时随时观察使用效果,如温箱发出报警,应及时查找原因,妥善处理。

步骤5 保持温箱的清洁:①温箱使用期间应每天用消毒液将温箱内外擦拭,然后用清水再擦拭一遍,若遇奶迹、葡萄糖液等沾污应随时将污迹擦去。②长期使用应每周更换一次温箱并进行彻底消毒。③要定期细菌培养,以检查清洁消毒的质量。如培养出致病菌应将温箱搬出病房彻底消毒,防止交叉感染。④湿化器水箱用水每天更换1次,以免细菌滋生。机箱后面的空气净化垫应每月清洗1次,若已破损则须更换。⑤对出生体重低于1000g的早产儿,箱内一切物品均应经过高压消毒。

4. 出温箱条件

(1) 体重达2000g左右或以上,体温正常者。

(2) 在不加热的温箱内,室温维持在24~26℃时,患儿能保持正常体温者。

(3) 患儿在温箱中生活了1个月以上,体重虽不到2000g,但一般情况良好者。

5. 患儿出箱后,温箱应进行终末清洁消毒处理。

【护患沟通】

1. 告知患者家属注意给孩子多饮水。

2. 告知患者家属严禁骤然提高温箱温度,以免患儿体温上升造成不良后果。

3. 告知患者家属护士会巡查病房,如温箱发出报警信号应及时按铃呼叫。

4. 向患者家属表示感谢,谢谢配合。

(黄吉春)

# 任务四　光照疗法

> **病例**
>
> 新生儿,男性,顺产无窒息,体重3200g,生后母乳喂养。生后第2天出现黄疸,第3天加重来医院就诊,测皮肤胆红素16mg/dl。以新生儿黄疸收入我院新生儿科。目前患儿精神好,吸吮有力,大便黄,尿色清亮,查体:除黄疸外无其他阳性体征。
>
> 问题:护士应怎样对该新生儿进行护理?

【目的】

治疗新生儿高胆红素血症,使血中未结合胆红素经过光照后转成氧化分解为无毒的水溶性衍生物,从而易于从胆汁和尿液中排出体外。

【适用范围】

黄疸新生儿的护理。

【操作步骤】

**(一) 准备**

1. 环境准备　温湿度、光线适宜。光疗箱应放置在干净、温、湿度变化较小,无阳光直射的场所。

2. 护士准备  衣帽整洁,六部洗手,修剪指甲、戴无菌口罩。

3. 用物准备  光疗箱(一般采用波长 420~470nm 的蓝色荧光灯最为有效,还可用绿光或白光照射,光亮度约 160~320W 为宜。灯管与皮肤距离为 33~50cm)、眼罩、尿布、及灯管。

4. 患者准备

核对:核对床号、姓名。

告知:告知光照疗法的目的、方法、注意事项,取得患儿家属配合。

评估:了解日龄、体重、黄疸、胆红素检查结果、生命体征、反应等情况。

### (二)实施方法

步骤 1  光疗前准备

(1)清洁光疗箱,箱内湿化器水箱加水至 2/3 满,接通电源,检查线路及灯管亮度,并根据患儿体温及龄选择适当箱温(30~34℃)预热,湿度 55%~65%。

(2)核对患儿床号、姓名,入箱前须进行皮肤清洁,禁忌在皮肤上涂粉或油类;剪短指甲、防止抓破皮肤;双眼佩戴遮光眼罩,避免光线损伤视网膜;脱去患儿衣裤,全身裸露,只用长条尿布遮盖会阴部,男婴注意保护阴囊(图 3-1)。

步骤 2  入光疗箱后护理

(1)将患儿放入已预热好的光疗箱中,洗手,记录开始光疗时间。

(2)光疗中要使患儿皮肤广泛均匀受光,若使用单面光疗箱一般每 2h 更换体位 1 次,可以仰卧、侧卧、俯卧等交替更换。俯卧照射时要有专人巡视,以免口鼻受压而影响呼吸。

(3)监测体温和箱温变化光疗时应每 2~4h 测体温 1 次或根据病情、体温情况随时测量,使体温保持在 36~37℃,箱温 30℃为宜。根据体温调节箱温。光疗最好在空

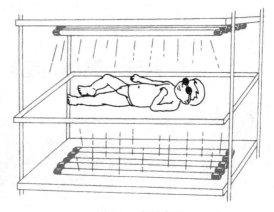

图 3-1  光照疗法

调病室中进行。冬天要特别注意保暖,夏天则要防止过热,若光疗时体温上升超过 38.5℃时,要暂停光疗,待体温恢复正常后再继续光疗。

(4)光疗过程中保证水分和营养供给,遵医嘱静脉输液,按需喂奶,因光疗时患儿不显性失水比正常小儿高 2~3 倍,故应在两餐中补充水分或 5% 的葡萄糖溶液,弥补水分的丧失及促进糖苷酸化转化酶的活性,观察和记录出入量。光疗时因不显性失水增加,饮水量应增加 30%~50%。

(5)光疗前后及期间要监测血清胆红素变化,以判断疗效。光疗过程要观察患儿精神反应及生命体征,注意使用蓝光照射较不易观察发绀现象。注意黄疸的部位、程度及其变化,大小便颜色与性状,皮肤有无发红、干燥、皮疹,有无呼吸暂停、烦躁、嗜睡、发热、腹胀、呕吐、惊厥,注意吸吮能力、哭声变化等。若有异常须及时与医师联系,以便检查原因,及时进行处理。

(6)保持灯管及反射板清洁,并定时更换灯管 如有灰尘会影响照射效果,每天应清洁灯箱及反射板,灯管使用 300h 后其灯光能量输出减弱 20%,900h 后减弱 35%,因此灯管使用 1000h 必须更换。

(7)一般采用光照 12~24h 才能使血清胆红素下降,光疗总时间按医嘱执行,一般情况下,血清胆红素<171μmol/L(10mg/dl)时可停止光疗。

步骤3　出光疗箱后护理

给患儿穿好衣服,除去眼罩,抱回病床,并做好各项记录。光疗结束后,关好电源,将水槽内水倒尽,做好整机清洗及消毒工作。

步骤4　常规护理

(1)光疗时随时观察患儿眼罩、尿布有无脱落,注意皮肤有无破损。

(2)光疗过程中患儿出现烦躁、嗜睡、高热、皮疹、呕吐、拒奶、腹泻及脱水等症状时,及时与医生联系,妥善处理。

(3)加强巡视,及时清除患儿的呕吐物、汗水、大小便,保持玻璃透明度,并严格交接班。

(4)每日擦拭灯管及反射板,防止灰尘影响光照强度。灯管与患儿的距离遵照设备说明调节,使用时间达到规定时限及时更换。

(5)箱温应维持在32~34℃。水箱内的水应每天更换,减少感染率。

【护患沟通】

1. 告知患者家属注意给孩子保证营养并多饮水,注意观察患儿情况。

2. 告知患者家属护士会巡查病房,如温箱发出报警信号应及时按铃呼叫。

3. 向患者家属表示感谢,谢谢配合。

(黄吉春)

# 任务五　婴幼儿配乳及乳瓶喂养指导

**病例**

壮壮,男,足月顺产,3个月。出生后一直人工喂养,每次喂乳后都有吐奶,其母亲抱来儿保科体检。查体:体重4.5kg,身长51cm,头围35cm,无其他阳性体征,医生诊断为轻度营养不良。

问题:护士应如何指导患儿家属正确配乳并对乳瓶喂养进行指导?

【目的】

母乳不足、母亲患病等各种因素导致不能喂养婴儿时,用科学的配乳方法及正确的喂哺方式,使婴儿能获得充足的营养,促进生长发育。

【适用范围】

新生儿、婴儿、幼儿喂养。

【操作步骤】

**(一) 准备**

1. 环境准备　室内光线充足,房间要求便于打扫洗刷,并有防蝇防尘设备。设有配乳桌,大水池,洗手及洗刷瓶子用的大盆,消毒柜、箱(或蒸笼)、各种钢精锅、壶、电冰箱等,存放配乳用具及配乳人员衣、帽、鞋等用品的各种柜子。

2. 护士准备　仪表端庄,服装整洁,语言柔和恰当,态度和蔼可亲,六部洗手,修剪指甲、戴无菌口罩。

3. 用物准备　奶瓶、瓶盖(盖上刻印有床号)、筐、配乳牌、大量杯、漏斗、搅拌棒、消毒纱布、天平、汤匙、鲜牛乳或配方奶粉、白糖、温开水、滴管及10%乳酸溶液。干净的小毛巾1条、尿布1块(备用)、弯盘、污物桶、手消毒液无菌物品及乳液均在有效期内。

4. 患者准备　评估患儿病情、一般情况、口腔黏膜情况、心理状态等情况。

核对:核对床号、姓名。

告知:喂养的目的、方法、注意事项,取得家长理解配合。

评估:了解患儿病情、一般情况、口腔黏膜情况、心理状态等情况。

### (二) 操作步骤

1. 配乳法

(1) 鲜牛乳配制法:工作人员要换鞋,戴帽,戴口罩,洗手,穿专用工作衣。备齐用物,放在桌上。算出患儿一日所需要鲜牛乳、水、糖的总量与每次分量。调匀糖、鲜牛乳、水,然后煮沸消毒 10~15min,冷却放在冰箱内备用。按配乳牌要求,利用漏斗把配乳准确地分装入乳瓶中(乳瓶上应用红色特种铅笔标好床号与量),按时加热后送入病房。

(2) 配方乳配制法:自来水煮沸后,放凉至 40~60℃左右备用。根据配方奶粉的说明书算出患儿每天需要的奶量和每次分量。按配方奶说明书的比例,明确每次需要的水量和奶粉量。用量杯准确地量出所需水量的 40~60℃的温开水倒入预先消毒过的奶瓶中,然后用天平称出所需的奶粉量放入奶瓶,搅拌使其彻底溶解即可饮用。注意水温超过 60℃,会造成蛋白质凝固变性,影响消化吸收,还会将某些热不稳定的维生素将被破坏,特别是有的乳粉中添加的免疫活性物质会被全部破坏。水温低于 40℃婴儿消化道难以适应。尽量避免上下大幅度摇动奶瓶,否则,奶粉内可出现许多气泡,孩子食用后容易发生腹胀或者呕吐。

(3) 酸乳配制法:牛乳中加酸使酪蛋白变性,有利于消化,并抑制大肠埃希氏菌生长,适用于消化不良患儿。配制比例为 100ml 鲜牛乳中加入 10% 乳酸 5ml 或 5% 柠檬酸 2ml。配制时先将牛乳煮沸,冷却至 40℃后可加入乳酸。并应注意:①慢慢加入,边加边搅拌,加得太快或温度过高可形成大凝块,不利于消化;②喂前再用热水温热,不可煮沸,否则会使乳凝块过大。

(4) 脱脂乳配制法:目前采用抽掉乳皮法。牛奶煮沸后,冷却 8~12h,去除上面乳皮即可。可去除脂肪80%。适用于腹泻及脂肪吸收不良的婴儿食用,但不能长期应用,以免导致营养不良。

(5) 蛋白乳配制法:先将牛奶配成钙凝乳,在 100ml 牛乳中加 2 片乳酸钙或 1000ml 牛乳中加入 10% 氯化钙 20ml,搅拌煮沸,结成凝块,经过筛滤,去除乳清液,留下凝块搅匀后放入500ml 的脱脂牛乳中,用乳清液补足至 1000ml,再煮沸。适用于营养不良、消耗性疾病(如结核病)、手术后胃口欠佳及蛋白需要量大的患儿。

(6) 将调奶品洗净,消毒备用。

2. 乳瓶喂乳指导

步骤 1　选择安静、整洁、光线适宜、温暖的环境,查对患儿床号,姓名,奶量,浓度,用法,时间。评估病儿病情、一般情况、心理状态、配合程度、营养状况等。

步骤 2　取出温好的乳液,检查有否变质。核对床号、姓名、乳液种类和乳量。根据年龄大小选用奶嘴孔合适的奶嘴(1~3 个月小儿应选用在乳瓶倒置时乳液一滴滴流出,两滴之间稍有间隔者;4~6 个月可选用乳汁能连续滴出者;6 个月以上应选乳液呈线状流出者)。

步骤 3　带用物至床旁,为患儿更换尿布,工作人员洗手,抱患儿成哺喂姿势.使患儿头部枕在护理人员左臂上成半卧位,不能抱起者应把头垫高并取侧卧位,给患儿围好饭巾。

步骤 4　右手将乳瓶倒转,使奶头充满乳液,先滴 1~2 滴于护理人员手腕内侧测试乳液温度。

步骤 5　将奶嘴放在患儿口内舌的上面,使小儿含住奶头(放在舌下会出现漏奶)。

步骤 6　喂毕,竖抱患儿,轻拍患儿背部驱气,喂奶后患儿取右侧卧位约半小时。

步骤 7　整理用物,记录摄入乳量及哺乳情况。

**【注意事项】**

1. 哺喂时乳液要始终充满奶头,以免吮入气体引起腹胀或呕吐。

2. 乳瓶颈不要压在婴儿唇上,以免妨碍吸吮和吞咽。

3. 奶头孔堵塞时,应以无菌镊子重新更换奶头。

4. 患儿吸吮过急有呛咳时,应暂停哺喂,轻拍后背,稍休息片刻再喂。

5. 注意观察病情,如有腹胀可适当减量,以防呕吐或影响呼吸。

**【护患沟通】**

1. 配奶过程中注意无菌操作。

2. 母乳不足而加喂牛乳者,应先喂母乳后再喂配乳。

3. 遇患儿窒息,应立即将患儿置于头低足高位,头偏向一侧,轻拍背部,并及时通知医生。

(黄吉春)

# 任务六  小儿体格生长测量及评价

**病例**

患儿,女,10个月,单纯母乳喂养,平常经常感冒,现能坐,尚不能站立。现来儿保科就诊,家长想了解孩子生长发育状况。

问题:应怎样对该婴儿进行体格测量? 其生长发育情况怎样?

**【目的】**

1. 精确地获取小儿体格发育的数据。

2. 评估小儿的生长发育及营养状况。

3. 为临床输液、用药、婴幼儿喂养等提供依据。

**【适用范围】**

1. 病情观察

2. 健康小儿体检

**【操作步骤】**

**(一)准备**

1. 环境准备  环境清洁,安静,温度适宜。

2. 护士准备  衣帽整齐,符合要求,修剪指甲、洗手。

3. 用物准备  (不同年龄段)磅秤、身高计、坐高计、量床、软尺、尿布、衣服、抱毯等。

4. 患者准备

核对:核对床号、姓名。

告知:针对不同年龄小儿,告之测量的目的、方法、注意事项,取得小儿配合。

评估:了解有无影响体格测量值的因素,如是否空腹、排便、衣服、戴帽子、穿鞋袜等。

**(二)操作过程**

1. 体重测量法

(1) 婴儿体重测量法

步骤1  把尿布铺在10~15kg盘式杠杆秤秤盘上,指针调至零位。

步骤2  将婴儿的衣服及尿布脱去,然后将婴儿放在秤盘上称重(图3-2),同时应防止婴儿跌落。连测 3 次,取两次相近数值的平均值,单位 kg,保留小数点后 2 位,记录测量结果。

步骤 3 对体重低、室温低及病重婴儿,应先秤出婴儿的衣服、尿布、抱毯的重量,然后给婴儿穿好、包好后再测量,所测重量减去衣服等物品的重量即得婴儿的体重。

(2) 儿童体重测量法

步骤 1 较大的儿童可用坐式或者成人的磅秤来称量,测量者待小儿坐稳或站稳后,记录重量。连测 3 次,取两次相近数值的平均值,单位 kg,保留小数点后 2 位,记录测量结果。

步骤 2 1~3 岁幼儿用 20~30kg 坐式杠杆秤测量(图3-3);3~7 岁以上用 50kg、7 岁以上用 100kg 站式杠杆秤测量(图3-4)。

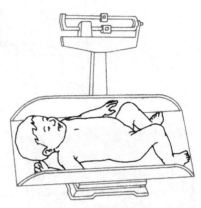

图 3-2 盘式秤测量

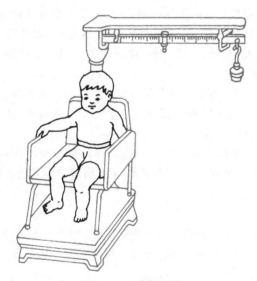

图 3-3 坐式秤测量

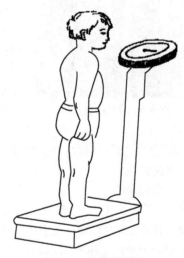

图 3-4 站式秤测量

步骤 3 不合作、室温低或病重不能站立的患儿,由成人抱着一起测量。然后减去成人和小儿衣物的重量即是小儿的体重。

(3) 操作常规

1) 测量时间:在晨起、空腹、大小便后(或进食 2h 后)为最佳时间。

2) 安全:测量时应注意安全,防意外事故。

3) 误差:每次测量应在同一磅秤、同一时间进行,尽量准确,以减少误差。

4) 异常值:所测数值与前次差异较大时,应重新测量核对,患儿体重降低较大时应报告医生。

2. 身长(高)测量法

(1) 婴幼儿身长测量法

步骤 1 先帮婴幼儿脱去帽子、鞋、袜子和外衣,穿单衣仰卧于测量床的中线上,头顶轻轻紧贴头板,脚跟与测量床底板垂直(图3-5)。

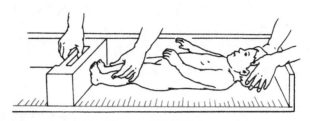

图 3-5　身长测量法

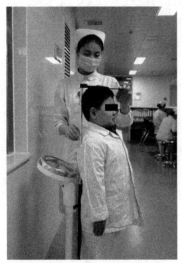

图 3-6　身高测量法

步骤 2　测量者站在小儿的右侧，左手按住膝部，使两下肢伸直，右手推动足板使其紧贴小儿的足底，滑板与患儿长轴垂直，读出刻度，应注意滑板两侧读数一致。连测 3 次，取两次相近数值的平均值，单位 cm，保留小数点后 1 位，记录测量结果。

（2）儿童身高测量法

步骤 1　小儿脱去帽子、鞋、袜子和外衣，直立站在立位测量器或有身高测量杆的磅秤上，双眼平视正前方，头部保持直立位置，两臂自然下垂，足跟靠拢，足尖分开约为 60°，足跟、臀部、两肩胛、枕骨粗隆均同时紧贴测量杆（图 3-6）。

步骤 2　测量者轻轻移动头顶板与小儿头顶接触，头顶板与测量杆呈 90°，读出立柱上的刻度即身高，读数误差不超过 0.1cm。

（3）操作常规：婴幼儿易动，推动滑板时动作应轻、快、稳、准，并准确读出读数；卧位测量时小儿的膝关节一定要伸直；立位测量时小儿的身体一定要保持直立位。

3. 头围测量法

（1）将软尺 0 点固定于头部一侧，绕枕骨结节最高点及另一侧眉弓上缘回至 0 点（图 3-7）。

（2）测量头围时应将头发上下分开使软尺紧贴头皮进行测量。计数精确至 0.1cm。

4. 胸围测量法　测量时取卧位或立位，小儿两手自然平放或下垂，将软尺 0 点固定于一侧乳头下缘并紧贴皮肤，经两侧肩胛下角回至 0 点，取吸气与呼气时的平均数。计数精确至 0.1cm。

5. 腹围测量法　婴儿卧位测量，将软尺 0 点固定于剑突与脐连线中点，经同一水平绕腹一周，回到 0 点；儿童则为平脐绕腹一周。测量腹围时也应尽量使小儿放松，以保证测量结果准确。计数精确至 0.1cm。

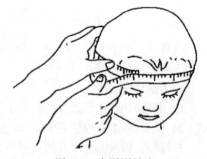

图 3-7　头围测量法

6. 上臂围测量法　测量时取立位、坐位或者仰卧位，两手自然下垂，一般测量左上臂，将软尺 0 点固定于小儿上臂外侧肩峰至鹰嘴连线中点，沿该点水平将软尺绕上臂一周，回到 0 点。计数精确至 0.1cm。

【护患沟通】

1. 告知测量方法及注意事项，取得其配合。

2. 告知患者本次测量结果及其意义。

3. 向患者及家属表示感谢,谢谢配合。

(董志甫)

# 任务七　头皮静脉输液法

患儿,女,生后 10 天,因气促、口吐白沫 1 天入院,入院诊断为新生儿肺炎,患儿有呼吸困难,明显发绀,肺部炎症较重,需静脉输液治疗。

问题:护士应怎样进行头皮静脉输液?

【目的】

1. 补充营养;补充液体,纠正水电解质紊乱,维持体内酸碱平衡。

2. 输入药物,控制感染,治疗疾病。

【适用范围】

患病小儿头皮静脉输液护理。

【操作步骤】

(一) 准备

1. 环境准备　环境清洁,安静,温度适宜。

2. 护士准备　衣帽整齐,符合要求,修剪指甲、洗手、戴口罩。

3. 用物准备　治疗车、静脉输液药物、一次性输液器、4 号~5 号半头皮针,一次性 5ml 的注射器,生理盐水、乙醇、棉签、胶布、备皮刀、肥皂,必要时备约束用品。

4. 患者准备

核对:核对床号、姓名。

告知:告知家属头皮静脉输液的目的、方法、注意事项,取得患者家属配合。

评估:了解头皮静脉位置,头发等。

(二) 操作过程

步骤 1　备齐用物至床旁,认真核对。

步骤 2　协助患儿取仰卧或侧卧位,助手固定其躯干、肢体以及头部。必要时采用全身约束法。

步骤 3　操作者立于患儿的头端,必要时剃去局部头发,选择显露较直的头皮静脉,一般多选用额前静脉、颞前静脉(图 3-8),因为具有直、细小、不滑动、易固定、暴露明显、不外渗等特点,所以是最佳的位置。75%的乙醇消毒皮肤,消毒范围直径为 5cm 以上,再次查对。

步骤 4　排尽输液管内空气后,操作者以左手拇指、食指分别固定静脉两端皮肤,右手持针,在距静脉最清晰点向后移 0.3cm 处将针头近似平行刺入头皮,然后沿静脉向心方向穿刺。见回血后在推进少许,松开输液调节器,观察无异常,用胶布固定。若进针后无回血,是因为血管细小或充盈不全出现的,可用注射器抽吸,推入少许液体且局部无隆起,证实穿刺成功,然后用胶布

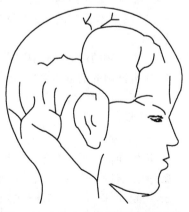

图 3-8　小儿头皮静脉输液常用部位

固定。

步骤5　根据病情、药物或遵医嘱调节输液速度,再次查对,记录,必要时约束患儿上肢。

步骤6　整理用物。

步骤7　输液完毕,轻轻取下胶布,关闭调节器,用棉签置于穿刺点上方,迅速拔出针头,压迫片刻至无出血。

**（三）操作常规**

1. 操作中严格执行"三查八对,一注意"和无菌操作原则,还要注意配伍禁忌。

2. 若需长期输液者要注意保护和合理使用静脉,一般从远端小静脉开始。

3. 穿刺时,如果进入动脉,则回血呈鲜红色,推注药液阻力大,局部血管层树状突起,颜色苍白,患儿疼痛、尖叫,应立即拔针并压迫。

**【护患沟通】**

1. 告知家属头皮静脉穿刺目的及意义,取得其配合。

2. 向家属表示感谢,谢谢理解、配合。

（董志甫）

# 任务八　婴幼儿给药的护理

> **病例**
>
> 25床患儿,女,1岁;因发热伴腹泻4天入院,大便为黏液血便,入院诊断为急性肠炎,需给予十六角蒙脱石口服。
>
> 问题:1. 护士应怎样对患儿进行口服给药?
>
> 　　　2. 如果治疗中用到针剂药物,护士怎样进行患儿的肌肉注射和静脉注射?

## 一、口服给药的护理

**【目的】**

（1）掌握小儿给药特点。

（2）掌握口服药喂药方法及注意事项。

（3）掌握小儿口服药、针剂药分零方法。

（4）准确计算出给药的剂量,准确执行医嘱。

（5）尽量减少药物的不良反应。

**【要求】**

1. 掌握药物的性能、作用机制、适应症、毒副作用。

2. 掌握准确的剂量和适当的给药方法。

3. 注意给药时做好"三查八对"。

**【操作步骤】**

**（一）准备**

1. 环境准备　环境安静,清洁,温度适宜。

2. 护士准备　仪表大方,衣帽整洁,符合要求,修剪指甲、洗手、戴口罩。

3. 用物准备　研钵、口服药物、5%~10%葡萄糖水、5ml注射器、包药纸、饭巾、小勺。

（1）将片剂药物放入研钵中,捣成粉末,均分成所需剂量。

（2）将分好的药物粉末用包药纸包好,写上药名、剂量、日期,再次查对医嘱,本次需要口服的药物用 5%～10% 葡萄糖水,备用。

（3）份量太少难于分零,可用适量的 5%～10% 葡萄糖水稀释后,吸入注射器中备用。

4. 患者准备

核对:核对床号、姓名

告知:口服给药的目的、方法、注意事项、取得患者配合。

评估:了解身体状况是否符合口服给药的要求,如患儿是否清醒、是否呕吐频繁等,鼓励患儿自愿服药。

### （二）实施方法

步骤 1　喂药时将患儿抱起或头略抬高,围上饭巾,用小勺喂,从口角顺口颊慢慢倒入,一次不能过多,带咽下后再继续喂,以免将药物吐出。

步骤 2　喂药后再喂少量水,以冲净口中药物。

步骤 3　为患儿擦净口周,撤走饭巾。

### （三）整理床单位及用物

1. 协助患儿取舒适体位。

2. 整理用物。

### （四）处置用物

按医院感染管理办法规定,分类进行用物处置。

### （五）记录

洗手,将所给口服药物记录在记录单上,签名。

【护患沟通】

1. 如患儿恶心、欲吐时,应暂停喂药,轻拍背。

2. 若患儿服药呕吐时,应将头转向一侧,避免吸入气管。

3. 任何药物不能混于乳汁及食物中哺喂。

4. 鼓励幼儿自己服药并看服到口中。

5. 给油类(如鱼肝油)时可滴在药勺面上服或直接滴于患儿口中,然后再喂少许糖水。

## 二、肌内注射法

【目的】　同前。

【要求】　同前。

【操作步骤】

### （一）准备

1. 环境准备　环境安静,清洁,温度适宜。

2. 护士准备　仪表大方,衣帽整洁,符合要求,修剪指甲、洗手、戴口罩。

3. 用物准备　注射器、药品、0.5% 的碘伏、棉签。

### （二）实施方法

步骤 1　定位　注射部位必须避开大血管和神经。

步骤 2　碘伏消毒皮肤。

步骤 3　绷紧皮肤,快速进针。

步骤 4　固定,抽回血,推药。

步骤 5　拔针,干棉签按压针眼。

### （三）整理床单位及用物

1. 协助患儿取舒适体位。

2. 整理用物。

### （四）处置用物

按医院感染管理办法规定,分类进行用物处置。

### （五）记录

洗手,将本次用药记录在记录单上,签名。

### 【护患沟通】

1. 向患儿及家属解释肌肉注射目的,了解有无注射禁忌证。

2. 注射结束后注意观察局部反应,以及有无全身不适。

3. 致谢。

（张小娟）

# 任务九　臀红护理法

**病例**

患儿,男,3岁;因腹泻一周,臀部皮疹 3 天入院,入院诊断为:1. 小儿腹泻;2. 尿布皮炎。
问题:护士应怎样进行红臀护理?

### 【目的】

促进受损臀部皮肤的恢复。

### 【要求】

1. 护士必须掌握所用药物的性能、作用机制、适应证、毒副作用。

2. 掌握红外线灯使用方法与注意事项。

3. 注意给药时做好"三查八对"。

### 【操作步骤】

### （一）准备

1. 环境准备　环境安静,清洁,温度适宜。

2. 护士准备　仪表大方,衣帽整洁,符合要求,修剪指甲、洗手、戴口罩。

3. 用物准备　药膏、红外线灯、浴盆、温水、毛巾及尿布。

4. 患者准备

核对:核对床号、姓名。

告知:检测目的、方法、注意事项、取得患者配合。

评估:了解患儿臀红分度,根据分度采取相应的护理措施。

### （二）实施方法

1. 轻度

步骤 1　将用物移至床旁,核对姓名。

步骤 2　调好水温,将水放入盆中。

步骤 3　用手沾水清洗患儿臀部。

步骤 4　洗后用浴巾轻轻吸干。

步骤 5　照射患处:用红外线照射患处,灯泡距患处 30~40cm,每次照射 15~20min,每日 2 次。

步骤 6　涂药:用无菌棉签蘸足药膏,在患处皮肤上轻轻滚动涂药。

步骤 7　数分钟后垫上干净折好的尿布,将小儿放床上。

2. 重度　基本步骤同前,可用 0.02% 的高锰酸钾溶液坐浴,每次 15 min,吸干后如继发有细菌或真菌感染,遵医嘱用抗细菌或抗真菌的软膏涂擦。

### (三) 整理床单位及用物

1. 协助小儿取舒适体位。

2. 整理床单位及用物。

### (四) 处置用物

按医院感染管理办法规定,分类进行用物处置。

### (五) 记录

洗手,做好记录,签名。

【注意事项】

1. 烤灯使用时一定专人守护,保持正确的距离,每次照射时间不能超过规定的时间。

2. 臀红的不同的分度,其护理方法有所区别,掌握处理方法。

【护患沟通】

1. 为了防止尿布皮炎的发生,应勤换尿布,使婴儿外阴及臀部皮肤保持干燥清洁。

2. 指导患儿家属选用吸水性强、柔软、白色旧布做尿布。

3. 告知患儿家属护士会巡查病房,如有需要请及时按铃呼叫。

4. 向患者及家属表示感谢,谢谢其配合。

(张小娟)

# 项目四　外科常用护理技术

## 任务一　外科常用器械认识与传递

**病例**

刚到手术室工作的张护士,安排今天担任一台普外科手术的器械护士工作。
问题:术中张护士怎样准确、正确地传递手术器械,配合手术医师顺利完成手术?

【目的】

认识外科常用器械的分类及其基本功能,确保手术中能正确传递,配合医生顺利完成各种手术。

【适用范围】

参加手术的器械护士。

【操作步骤】

**（一）准备**

1. 环境准备　环境清洁,安静,温度适宜。

2. 护士准备　衣帽整齐,符合要求,修剪指甲、洗手、戴口罩。

3. 用物准备　各种手术器械。

**（二）实施方法**

1. 常用器械

步骤1　认识外科常用器械

(1) 手术刀由刀片和刀柄两部分组成(图4-1)。

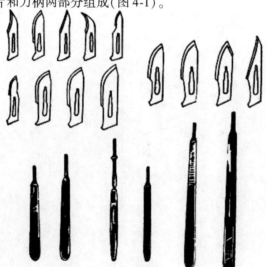

图4-1　各类手术刀片刀柄

（2）手术剪　手术剪根据其结构特点有尖、钝,直、弯,长、短各型。据其用途分为组织剪、线剪及拆线剪(图4-2,图4-3,图4-4)。

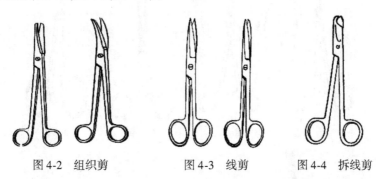

图4-2　组织剪　　　　图4-3　线剪　　　　图4-4　拆线剪

（3）血管钳　血管钳又称止血钳,有止血、分离、牵引、夹持等功能。根据其齿槽床分为直、弯、直角、弧形等。用于止血时尖端应与组织垂直,夹住出血血管断端,尽量少夹附近组织(图4-5)。

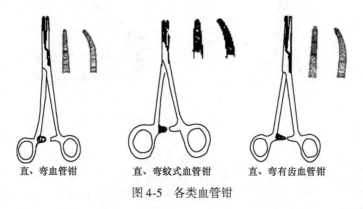

直、弯血管钳　　　　直、弯蚁式血管钳　　　　直、弯有齿血管钳

图4-5　各类血管钳

（4）持针钳(持针器)　用于夹持缝针,也可用于器械打结。持针器及握法(图4-6)。

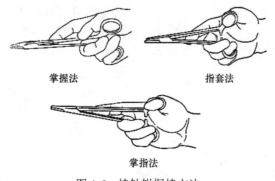

掌握法　　　　指套法

掌指法

图4-6　持针钳握持方法

（5）常用的其他钳类器械　有卵圆钳、组织钳、布巾钳、肠钳(肠吻合钳)、胃钳(图4-7)。

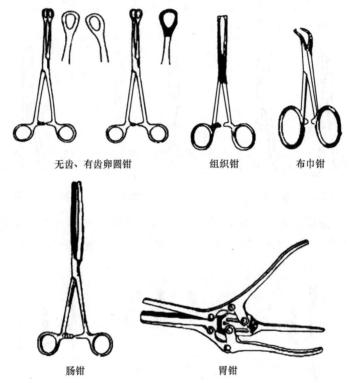

无齿、有齿卵圆钳　　　组织钳　　　布巾钳

肠钳　　　　　　胃钳

图 4-7　常用钳类器械

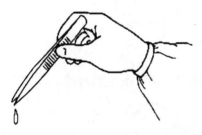

图 4-8　正确持镊方法

（6）手术镊　用于夹持和提起组织，以利于解剖及缝合，也可夹持缝针及敷料等。持镊时用拇指对食指与中指，执二镊脚中、上部（图 4-8）。

（7）牵引钩　也称拉钩或牵开器，用于显露手术野（图 4-9）。

（8）吸引器　用于吸除手术野中出血、渗出物、脓液、空腔脏器中的内容物，有助于清楚手术野，减少污染（图 4-10）。

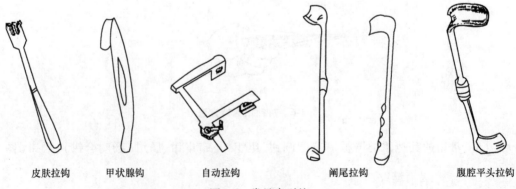

皮肤拉钩　　甲状腺钩　　自动拉钩　　阑尾拉钩　　腹腔平头拉钩

图 4-9　常见牵引钩

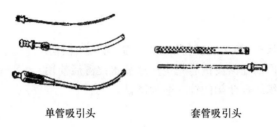

单管吸引头　　　　　套管吸引头

图 4-10　吸引头

步骤 2　刀片的装卸

拆装刀片应用血管钳或持针钳夹持安装,避免割伤手指。刀片的装载(图 4-11),刀片的卸载(图 4-12)。

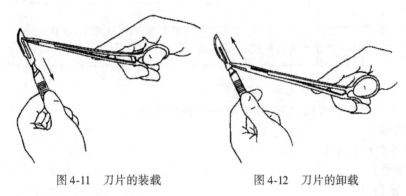

图 4-11　刀片的装载　　　　　图 4-12　刀片的卸载

步骤 3　穿针

(1) 缝针　缝针由针尖,针体和针眼三部分组成。

(2) 缝线　分为可吸收线和不可吸收线。

2. 手术器械传递方法

步骤 1　手术刀传递方法

传递者握住刀柄与刀片衔接处的背部,将刀柄尾端送至术者的手里,不可将刀刃指着术者传递以免造成损伤(图 4-14)。

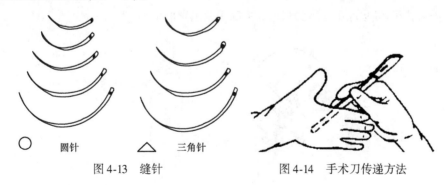

○　圆针　　　△　三角针

图 4-13　缝针　　　　　图 4-14　手术刀传递方法

步骤 2　持针器传递

传递者握住持有缝针及缝线的持针器中部,针尖向上,放在虎口上方,将持针器尾端送至术者的手里。

步骤 3　钳类器械传递

将钳类器械闭合,握持器械前端 1/3 段,将尾端 2/3 轻拍在术者手中。弯型钳类,弯部向上传递。

**【注意事项】**

1. 操作过程注意保护,防止被锐利器械(如刀、剪、针)损伤。

2. 进入机体体腔内的任何器械需先用生理盐水浸湿后使用。

3. 进行体腔内组织缝合使用的针一般为圆针。

(刘春江)

# 任务二　手术人员的无菌准备技术

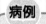

张护士在手术室工作,今天安排参加一台普外科患者手术,担当器械护士工作。

问题:张护士及其他手术人员术前如何做好无菌准备?

**【目的】**

手术人员无菌准备,有助于预防手术野污染,减少感染。

**【适用范围】**

参加手术的医护人员。

**【操作步骤】**

**(一)准备**

1. 环境准备　环境清洁,安静,温度适宜。

2. 护士准备

(1)进入实训室更衣室换上专用干净鞋,脱掉外衣,将内衣袖卷至肘上15～20cm,穿"手术室"(实训室)准备的清洁洗手衣裤,洗手衣下襟应放在裤内,应避免将自身内衣衣领、衣袖外露(图4-15)。

(2)戴好"手术室"准备的专用帽子和口罩。帽子完全遮住头发,口罩必须遮住鼻孔(图4-15)。

3. 修剪指甲,并去除甲缘下的积垢。去除手及前臂的饰物。

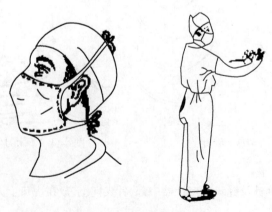

图4-15　手术人员衣着准备

**（二）实施方法**

1. 手臂洗刷与消毒

步骤 1　洗手　按普通洗手的方法用肥皂清洗双手、前臂至肘上 10cm，洗去污垢，用清水冲洗干净。

步骤 2　刷手　取第一把消毒洗手刷，蘸清毒肥皂液（冻）刷洗两手和臂部。刷洗时，先刷指尖，然后刷手、腕、前臂、肘部至上臂下 1/2 段，即从手指尖到肘上 10cm 处。把每侧的手部（从手指尖到手腕）、前臂（从腕至肘）、肘上臂三个区域分成三个不同的洗刷阶段来依次进行，对同一区域的左右作交叉性刷洗。

步骤 3　冲手　刷完一遍后，作手指朝上，肘朝下姿势，保持手高肘低位，用清水将手臂上的肥皂沫冲洗干净。注意肘部的水不可逆流至手部，保护洗手衣勿被水蘸湿。再取第二把无菌刷刷洗，再照此方法进行第二、三遍涮洗，每次刷洗不少于 3min，共需 10 min。刷洗完后将双手屈曲，手向上、肘向下置于胸前无菌区（双肩以下，双髂前上棘连线以上，双侧不超过腋前线）。已刷洗部位勿触及自身衣物及其他物品。

步骤 4　擦手　用一块无菌毛巾擦干双手后对折成三角形，放置于腕部并使三角形的底边朝近端，另一手抓住下垂两角拉紧、旋转，逐渐向近端移动至肘上 10cm；再将小毛巾翻折，将洁净的另外一面用同样的方法擦干另一手臂，擦过肘部的毛巾不可再回擦手部。注意：握毛巾的手不要触到已擦过的一面，毛巾不要触到未洗过的皮肤，以免污染已洗过的区域。

步骤 5　泡手　双手垂直伸入盛有 70% 乙醇（或 1/1000 新洁尔灭液）的泡手桶中浸泡 5min。浸泡时要淹没肘上 6cm，手不可触碰桶口。浸泡完毕，举起双手臂，使手上乙醇（或新洁尔灭液）沿肘流入泡手桶中（注意伸入和离开泡手桶时，双手的任何部位及前臂勿触及桶缘），浸泡后的手臂应待其自干，或用桶内的小毛巾轻轻蘸干。

消毒液浸泡或涂擦后保持拱手姿势，双手远离胸部 30cm 以外。手臂不能下垂，向上不能高于肩部，向下不能低于剑突，左右不能超过腋前线。入手术间时用背部推开门或触发感应门自动打开。手臂不可触及未消毒物品，否则需重新消毒。

2. 诗乐氏刷手法　使用的是一种不含碘的高效复合型消毒液。

步骤 1　肥皂水刷洗双手、前臂至肘上 10cm 一遍后，流水冲洗。

步骤 2　取无菌刷（或小纱块）蘸诗乐氏溶液 3～5ml 刷（或擦拭）手和前臂至肘上 10cm。

步骤 3　冲洗，用无菌纱布擦干。

步骤 4　再取浸透诗乐氏的纱布球涂擦手和前臂，待稍干。

步骤 5　后穿手术衣及戴手套。

诗乐氏刷（或擦拭）手的要求同肥皂刷手法。

3. 碘伏刷手法

步骤 1　肥皂水刷洗双手、前臂至肘上 10cm 后，清水冲净。

步骤 2　用无菌纱布擦干，再用浸透 0.5%（有效碘）碘伏的纱布涂擦手和前臂两遍，两遍共 5 分钟。

步骤 3　待稍干后穿手术衣及戴手套。

4. 穿无菌手术衣

（1）传统后开襟手术衣穿法（图 4-16）

步骤 1　手臂消毒后，取手术衣（手不得触及下层手术衣），用双手分别提起衣领两端，远离胸前及手术台和其他人员，认清手术衣无菌面，充分抖开手术衣，手术衣的内面朝向自己。穿手术衣过程中，手术衣不能触碰到其他物品或地面。

步骤 2　将手术衣轻轻上抛，双手臂顺势插入袖内，并两臂略向前伸。双臂不可高举过肩,也不可向左右撒开,以免碰触污染。

步骤3 由巡回护士在穿衣者身后协助拉开衣领两角并系好背部衣带,穿衣者将手向前伸出衣袖。

步骤4 穿上手术衣后,稍弯腰,使腰带悬空,双手交叉,用手指夹起腰带中段(腰带不交叉)递向后方巡回护士。

步骤5 巡回护士从背后系好腰带(避免接触穿衣者的手指)。

步骤6 穿好手术衣后,双手应举在胸前无菌区内。

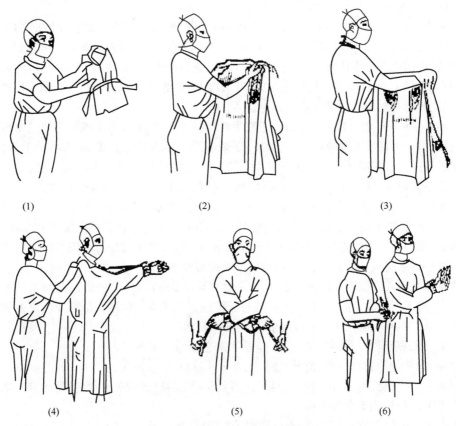

图4-16 穿开襟无菌手术衣的方法

(2)全遮盖式手术衣穿法(图4-17)

步骤1 取手术衣,提起衣领两端向前上方抖开,双手插入衣袖中。

步骤2 双手前伸伸出衣袖,巡回护士从身后协助提拉并系好衣带。

步骤3 戴好无菌手套。

步骤4 提起腰带,由器械护士接取或用无菌持物钳接取。

步骤5 将腰带由术者身后绕到前面。

步骤6 术者将腰带系于腰部前方,带子要保持无菌,使手术者背侧全部由无菌手术衣遮盖。

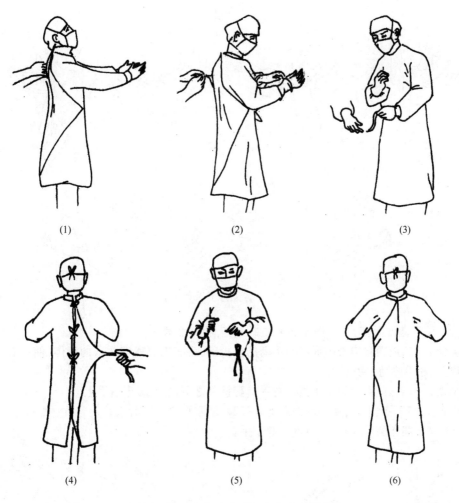

(1)　　　　　　　　(2)　　　　　　　　(3)

(4)　　　　　　　　(5)　　　　　　　　(6)

图 4-17　全遮盖式手术衣穿法示图

5. 戴无菌手套

（1）戴无菌干手套（图 4-18）

步骤 1　取出手套袋内的无菌滑石粉包，轻轻敷擦双手，使之干燥光滑。

步骤 2　提起手套腕部翻折处，将手套取出，使手套两拇指掌心相对。先将一手插入手套内，对准手套内五指轻轻戴上，手勿触及手套外面。

步骤 3　用已戴好手套的四指（示、中、环、小指）插入另一手套的翻折部里面，协助未戴手套的手插入手套内，将手套轻轻戴上。已戴手套的手勿触及手套内面及皮肤。

步骤 4　将手套翻折部翻回，盖住手术衣袖口。

步骤 5　戴完后将双手放在胸前无菌区或者胸袋内，手术开始前用无菌生理盐水将手套上的滑石粉冲洗干净。

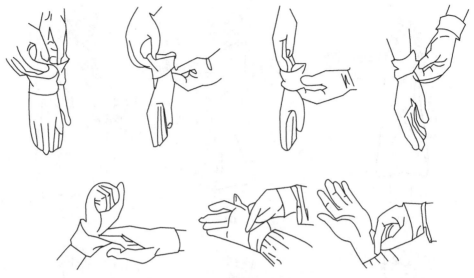

图 4-18    戴无菌干手套图示

（2）戴无菌湿手套方法（图 4-19）先戴手套，后穿手术衣。

步骤 1    从消毒浸泡液中提起两手套的翻折部，手套内要盛有适量的液体，使手套撑开，便于戴上，右手协助左手套入。

步骤 2    用已戴手套的左手指自右手套翻折部之下提起，戴于右手上。

步骤 3    双手戴上后，将手腕部向上稍举起，使水顺前臂沿肘流下。

步骤 4    穿无菌手术衣后，再戴一双干手套。

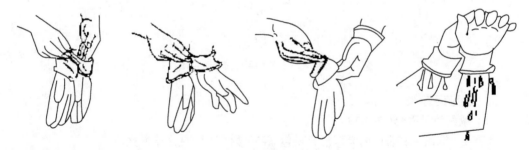

图 4-19    戴无菌湿手套图示

6. 脱手术衣及手套

步骤 1    脱手术衣法    由巡回护士解开背带及领口带，双手交叉抓起对侧肩部的手术衣，自上而下拉下手术衣，使衣袖外翻。先脱下一侧的袖子，再抓住手术衣的内侧脱下另一侧的袖子，然后把手术衣全部脱下，放于指定位置。

步骤 2    脱手套法    脱去手术衣后，先用一手提取另一手的手套外面脱下，不可触及皮肤。再用已脱手套的手伸入另一只手的手套内侧，翻转脱下，手部皮肤不接触手套的外面。

【注意事项】

1. 充分做好术前常规准备。

2. 严格按照无菌操作规范进行操作。

3. 手或臂部皮肤有破损或有化脓性感染以及患呼吸道感染者不能参加手术。

4. 穿戴手术室着装者，不得离开手术室。外出时，必须更换外出衣及室外鞋。

5. 戴无菌手套时,未戴手套的手,不可接触手套的外面;已戴无菌手套的手,不可接触未戴手套的手臂及非无菌物品。

6. 如无菌性手术完毕,需连续参与另一台手术时,手套未破者,可不重新刷手,仅在70%乙醇浸泡5 min,或取消毒剂(诗乐氏、碘伏)3~5ml涂擦双手及前臂,即可穿无菌手术衣,戴无菌手套。如果双手已被污染,或前一次手术为污染手术,则需按洗手法重新洗手、消毒手臂。

(彭　奇)

# 任务三　常用外科手术体位的安置固定技术

**病例**

普外13床患者,男性,18岁;因"转移性右下腹疼痛2⁺小时"入院,入院诊断为急性阑尾炎。急诊拟行阑尾切除术。

问题:手术前巡回护士怎样摆放患者手术体位?

**【目的】**

保证患者术中的安全与舒适;充分暴露手术视野,便于手术操作。

**【适用范围】**

各种手术患者术前体位安置。

**【操作步骤】**

**(一)准备**

1. 护士准备　更换手术室室内衣,室内鞋,戴手术帽、口罩。

2. 患者准备　平躺于手术床,充分暴露手术区域。

3. 用物准备　手术床,常用手术软垫、沙袋,约束带。

4. 环境准备　关闭手术间大门,开启空调,减少人员走动。

**(二)实施方法**

1. 水平仰卧位(图4-20)　适用于胸部、腹部、下肢等部位的部分手术。

步骤1　平置多功能手术床,患者取仰卧位,双上肢、下肢自然平放,头部垫软枕。

步骤2　取一中单左右各一半横放于胸腰部,用中单将患者双臂掌面向下固定于身体两侧(若一侧手臂留有开放的静脉通道,则将该手臂固定于托手板上)。

步骤3　取软垫,置于腘窝、足跟处。并根据患者实际情况,于骨隆突受压部位放置软垫保护。

步骤4　取固定带,于膝上3~5cm处固定双下肢。

2. 颈仰卧位(图4-21)　又称垂头仰卧位,适用于颈前部的部分手术。

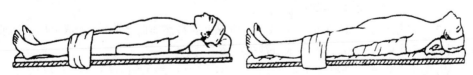

图4-20　平仰卧位　　　　　　　　图4-21　颈仰卧位

步骤1　平置多功能手术床,患者取仰卧位,双上肢、下肢自然平放。

步骤 2　取一中单左右各一半横放于胸腰部,用中单将患者双臂掌面向下固定于身体两侧(若一侧手臂留有开放的静脉通道,则将该手臂固定于托手板上)。

步骤 3　取软枕置于双肩下,边缘与肩峰平齐,颈下垫圆枕将颈部托起,取沙袋或水袋置于头部两侧固定(或取头圈置于头部下方)。将多功能手术床床头端摇高 15～20°,托头板放低 30°左右,使头部后仰 60～70°左右为宜。

步骤 4　取软垫,置于腘窝、足跟处。并根据患者实际情况,于骨隆突受压部位放置软垫保护。

步骤 5　取固定带,于膝上 3～5cm 处固定双下肢。

3. 上肢外展仰卧位(图 4-22) 适用于上肢、乳房等部位的部分手术。

步骤 1　平置多功能手术床,患者取仰卧位,手术侧胸壁与床沿平齐,双上肢、下肢自然平放,头部垫软枕。

步骤 2　取一中单左右各一半横放于胸腰部,用中单将患者非手术侧上肢掌面向下固定于身体一侧。于手术侧肩胛下放置一软枕,上臂外展伸直,固定于臂托上(外展不可超过 90°)。

步骤 3　取软垫,置于腘窝、足跟处。并根据患者实际情况,于骨隆突受压部位放置软垫保护。

步骤 4　取固定带,于膝上 3～5cm 处固定双下肢。

4. 垂直侧卧位(图 4-23) 又称 90°角侧卧位,适用于肺、食管等部位的部分手术。

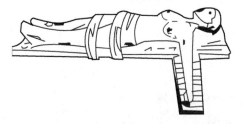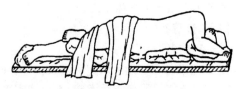

图 4-22　上肢外展仰卧位　　　　　　　　图 4-23　垂直侧卧位

步骤 1　平置多功能手术床,安置侧卧位支架。患者取健侧卧位,背侧与床沿平齐,头部垫软枕。

步骤 2　取一大软枕,置于肋下、腋下。将双上肢置于侧卧位支架上层和下层,取束臂带固定保护(或双上肢自然屈曲于胸前,于双上肢之间放置软垫,取固定带固定)。于胸背部两侧可放置沙袋固定。

步骤 3　双下肢自然分开,上侧下肢微曲,下侧下肢自然平放,取一软垫置于双膝关节之间。于髋关节两侧放置沙袋,取约束带固定。

步骤 4　根据患者实际情况,于骨隆突受压部位放置软垫保护。

5. 肾手术侧卧位(图 4-24)

步骤 1　平置多功能手术床。患者取健侧卧位,背侧与床沿平齐,肾区(第 11、12 肋平面)与多功能手术床的腰桥对齐,头部垫软枕。

步骤 2　取软枕,置于健侧肋下、双腋下。将双上肢自然屈曲于胸前,于双上肢之间放置软垫,取固定带固定。于胸背部两侧放置沙袋固定。

步骤3 双下肢自然分开,上侧下肢伸直平放,下侧下肢屈曲,取一软垫置于双膝关节之间。于髋关节两侧放置沙袋,取约束带固定。

步骤4 将腰桥升高,并将多功能手术床的床头部和床尾部适当降低。

步骤5 根据患者实际情况,于骨隆突受压部位放置软垫保护。

6. 半侧卧位(图4-25) 又称30°~50°角侧卧位,适用于胸腹联合切口、胸前肋间切口等手术。

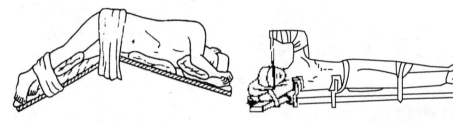

图4-24 肾手术侧卧位　　　　图4-25 半侧卧位

步骤1 平置多功能手术床,安置侧卧位支架。患者取平卧位,头部垫软枕。

步骤2 于手术侧背部、腰部、臀部下放置软枕或沙袋,使身体向非手术侧倾斜30°~50°角。将双上肢置于侧卧位支架上层和下层,取束臂带固定保护。于胸背部两侧可放置沙袋固定。

步骤3 双下肢自然分开,上侧下肢微曲,下侧下肢自然平放,取一软垫置于双膝关节之间、非手术侧臀部下。取约束带固定下肢。

步骤4 根据患者实际情况,于骨隆突受压部位放置软垫保护。

7. 俯卧位(图4-26) 适用于脊柱、背部等部位的部分手术。

步骤1 平置多功能手术床。取一软枕置于床头。于双下肢膝关节处、胫前处放置足够厚的软枕,使患者膝关节微曲,足尖可自然下垂。

步骤2 取4个长条状软枕,分别置于双侧胸部、髂前上棘处,并使其呈菱形状。

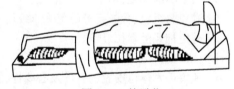

图4-26 俯卧位

步骤3 使患者俯卧于放置好软枕的多功能手术床上,头偏向一侧,保持胸腹部不受压。双上肢向上屈曲固定于头两侧的托手板上,或自然平放固定于身体两侧。取约束带于腘窝处固定。

步骤4 根据患者实际情况,于骨隆突受压部位放置软垫保护。

8. 膀胱截石位(图4-27) 适用于会阴部、尿道等部位的手术和部分妇科手术。

步骤1 平置多功能手术床,将腿板放低,安放双侧腿架,并于腿架上放置软垫。床头处放置软枕。

步骤2 使患者平卧于多功能手术床上,双上肢自然平放固定于身体两侧。臀部下缘适当超过放低的腿板上沿,双腿套上腿套后屈髋、屈膝平放于腿架上,使双腿分开跨度为45°,取固定带将膝关节置于中立位固定于腿架上。

步骤3 将腿板取下,于臀下放置软枕,并于软枕上铺放手术胶单。

步骤4 根据患者实际情况,于骨隆突受压部位放置软垫保护。

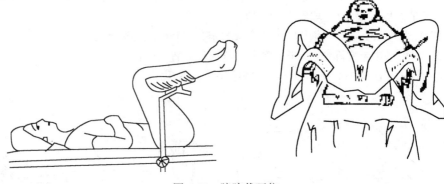

图 4-27　膀胱截石位

### （三）整理用物

整理患者的衣服,摆放整齐至指定位置。

### （四）处置用物

根据医疗垃圾分类处理原则将用物分类处理。

### （五）记录

记录患者入手术室的时间、摆放体位的名称和时间。

**【注意事项】**

1. 充分保证患者的舒适与安全,妥善固定于多功能手术床。
2. 能维持正常的呼吸、循环等生理功能。
3. 使术野充分暴露,便于手术进行。
4. 利于麻醉实施,术中补液、给药。
5. 避免软组织、骨隆突等部位受压致压疮发生。
6. 避免神经受牵拉、压迫。

**【护患沟通】**

1. 理解手术体位安置的目的及必要性,需加强配合。
2. 理解并消除患者恐惧心理反应,适应麻醉及手术。
3. 告知麻醉过程中勿移动身体,避免剧烈咳嗽等。
4. 告知术中身体不适及时反馈,并及时处理。

（张　懿）

# 任务四　无菌器械台准备和管理技术

**病例**

26 床患者,女性,45 岁;因"颈部无痛性包块 6[+]月"入院,诊断为结节性甲状腺肿。完善相关检查和术前准备后,拟行甲状腺肿切除术。送入手术室后,已安置颈仰卧位,需铺设无菌器械台。

问题:器械护士和巡回护士应如何准备、管理无菌器械台?

**【目的】**

提供无菌区域摆放手术器械、手术用物。

**【适用范围】**

手术室内巡回护士、手术中的器械护士。

**【操作步骤】**

**（一）准备**

1. 护士准备　包括器械护士和巡回护士的准备。

器械护士　更换手术室室内衣,穿手术室室内鞋,戴手术帽、口罩。严格按操作要求完成外科洗手,着手术衣,戴无菌手套。

巡回护士　更换手术室室内衣,室内鞋,戴手术帽、口罩。

2. 用物准备　器械台、手术包、无菌持物钳。

3. 环境准备　关闭手术间大门,开启空调,减少人员走动。

**（二）实施方法**

1. 器械护士操作步骤

步骤1　用手打开内层包布,先开远侧,再开左右两侧,最后开近侧。保持身体距离器械台10cm以上、手部在腰部以上平面操作,使包布自行垂下。用相同方法再铺2层无菌单,四周下垂超过30cm。

步骤2　按照无菌操作原则拿取由巡回护士打开外包装后的手术物品,按照使用先后顺序、种类、规格、使用频率依次摆放。

步骤3　术前,同巡回护士两次清点器械的数量、种类、完整性。

步骤4　术中,根据实际情况添加、更换手术用物、手术器械等。

步骤5　手术结束前,与巡回护士再次两人、两次清点手术器械的数量、种类、完整性。

2. 巡回护士操作步骤

步骤1　查看无菌手术包是否为手术需要。查看器械包的灭菌日期、灭菌效果、包装是否完整、有无破损、有无潮湿等。

步骤2　将手术包置于清洁、干燥的器械台上,解开包布系带。用手打开外层包布,先开远侧,再开左右两侧,最后开近侧。将包布系带置于器械台下层或包布下。

步骤3　取无菌持物钳,依次打开内层包布,先开远侧,再开左右两侧,最后开近侧。

**（三）整理用物**

将用物放至指定位置。

**（四）处置用物**

将一次性用物按照垃圾分类要求处理,手术剪等重复使用的锐器应单独放置,将其他器械分类放置后,送器械整理室按要求处置。

**（五）记录**

巡回护士记录手术开始前、手术结束前各手术用物的数量、种类、完整性,由器械护士确认、签字。

**【注意事项】**

1. 整个手术过程中严格执行无菌操作原则。

2. 执行中必须仔细认真、协调配合,强化团队合作精神。

3. 手术器械台管理整洁而不凌乱,有助于手术顺利进行。

（张　懿）

# 任务五  手术区铺巾及巾单传递技术

**病例**

李护士今天安排参加普外科6床张患者"胆囊切除手术",担当器械护士工作。
问题:李护士如何配合医生做好患者手术区消毒后的铺巾?

**【目的】**

铺巾是在手术区消毒后,为显露除手术切口所必需的最小皮肤区外,遮盖手术患者其他部位,使手术周围环境成为一个较大的无菌区,尽量避免和减少术中的污染。

**【适用范围】**

任何手术患者术前手术区域的无菌准备。

**【操作步骤】**

**(一)准备(以腹部手术为例)**

1. 操作人员准备  手术者及助手按手术室要求穿戴整齐,手臂消毒;器械护士穿好手术衣、戴手套。

2. 用物准备  器械护士按要求打开腹部手术包。

3. 患者准备  核对患者,告知手术前手术区域消毒后铺巾的目的及必要性,进行患者手术区皮肤消毒。

**(二)实施方法**

步骤1  铺单者站在患者的右侧,确定切口后,铺四块无菌治疗巾于切口四周(近切口侧的治疗巾反折1/4,反折部朝下)。

步骤2  器械护士按顺序传递治疗巾,前3块折边向着铺单者(手术助手)(图4-28),第4块折边向着器械护士。

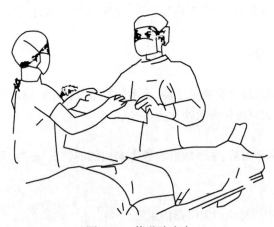

图4-28  传递治疗巾

步骤3  铺单者将第1块治疗巾覆盖手术野下方,然后按顺序铺置于手术野上方、对侧和同侧。

步骤4  四张治疗巾交叉铺于手术野后,用4把巾钳固定。

步骤 5　铺单者和器械护士站在手术台两侧,由器械护士传递中单,在切口上方、下方铺置中单,头侧超过麻醉架,足侧超过手术台。

步骤 6　铺完中单后,铺单者应再用消毒剂泡手 3min 或用络合碘制剂涂擦手臂,再穿灭菌手术衣、戴灭菌手套。

步骤 7　铺带孔的剖腹大单　器械护士(或主刀)其他助手一起,将大单开口对准切口部位,短端向头部、长端向下肢,并将其展开。先展开铺上端,盖住患者头部和麻醉架,再展开铺下端,盖住器械托盘和患者足端,两侧及足端应下垂过手术床缘 30cm 以下(图 4-29)。

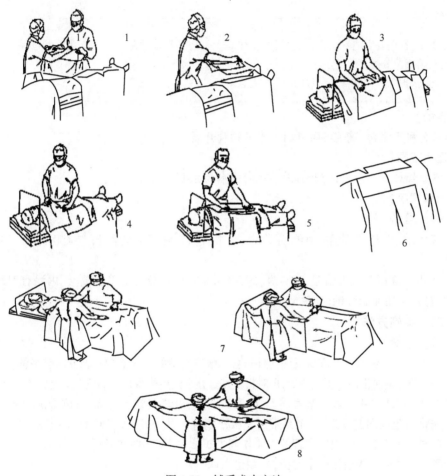

图 4-29　铺手术巾方法

【注意事项】

1. 消毒的手臂不能接触手术区的灭菌敷料,铺单时,双手只接触手术单的边角部。

2. 避免手术切口周围皮肤暴露过小或暴露过多。

3. 使用巾钳固定治疗巾时避免夹住皮肤。

4. 铺巾范围:头端盖过患者头部和麻醉支架,两侧及足端下垂超过手术台边缘 30cm。

5. 打开的无菌单与治疗巾,勿使其下缘接触无菌衣腰平面以下及其他有菌物品。铺无菌单时如被污染应当即更换。

6. 铺置第一层无菌单者不穿手术衣,不戴手套。铺完后,铺巾者要再次用 70% 乙醇浸泡手臂 3min 或用消毒液涂擦手臂、穿无菌衣、戴无菌手套后方可铺其他层无菌单。

7. 无菌巾铺好后,不可随意移动,如位置不准确,只能由手术区向外移,而不能向内移(以免污染手术区)。

(刘春江)

# 任务六　常用手术包准备技术

> **病例**
>
> 张护士,在医院供应室工作,其主要的工作职责是将各种清洗晾干后的布类医疗物品回收、折叠、打包、消毒及分类存放等。
>
> 问题:张护士如何准备一个常用的手术包?

**【目的】**

准备各种手术包,确保各种外科手术的顺利开展。

**【适用范围】**

手术室器械护士及巡回护士;手术室内手术物品准备人员。

**【操作程序】**

**(一) 准备**

1. 手术衣、手套、剖腹单、中单、手术巾、洞巾、包布、常用器械若干,装有医用滑石粉的面盆一个。

2. 手提式高压蒸汽灭菌器、煮沸锅、盛有 0.1% 氯已定液的有盖器械盘(内浸有刀片、剪、缝针、线卷)、医用亚硝酸钠(防锈)。

**(二) 实施方法**

1. 布类折叠

步骤1　普通手术衣　衣身反面向外折叠。腰带打活结。衣袖顺身长方向摆平整。将衣身之后两侧部分分别向正面内折叠两折,再对折使其重叠。然后将身长两端按 1/3 内折,领口在外。

步骤2　全遮盖手术衣　基本同上,但右襟宽大,可遮盖整个背部,右侧增加内襟与左襟对应。先将右包围向前反折,其上系带与左腰带缠绕扣结,然后按普通手术衣折叠。

步骤3　手术巾　两边以宽幅的 1/4 作扇形折叠,两端作两次对折。

步骤4　中单　两边作两个对折,两端也做两个对折。

步骤5　剖腹单(剖胸单、颈部手术单)　以孔裂为中心,四周做扇形折叠。即先扇式折脚端于孔裂部之上,再扇式折头端相继于其上。然后扇折左右两侧,并使两侧合缝于孔裂处,再以孔裂为折缘,将两侧对折。

步骤6　洞巾　两边以宽幅的 1/3 扇形折叠,两端作两次对折。

2. 医药手套

步骤1　取相同型号的手套一双,置盆内均匀黏附上滑石粉,然后翻面再粘上滑石粉。

步骤2　一只手套开口处先向外翻折 4～5cm 宽,另一只放在其下,开口处与之对其,拇指、掌心相对。

步骤3　先由手指端折叠至开口边对其,下面一只手套再向上外翻折套住。

3. 打手术包

步骤1　把待灭菌的手套、布单等先按规范折叠好,将一角缝有布带的方形外包布摊平桌上,再铺内包布一张。

步骤2 放置手术器材和巾单,逐层包好内、外包布后,以布带困绑成十字形。

步骤3 系牌标志,注明手术包名称、灭菌日期、打包者。

4. 手术包的灭菌法

(1)高压蒸汽灭菌法 布类、敷料、金属器械等手术包类耐高温耐湿的物品的灭菌首选的高压蒸汽灭菌法。有效期为一周。

步骤1 先检查锅盖上的安全排气阀是否有效。

步骤2 打开锅盖,与夹层锅内加水至加水线。

步骤3 向内层锅里放待灭菌的物品,包与包之间不可过紧,锅的中部置灭菌指示带。

步骤4 上锅盖,拧紧螺丝,加热。

步骤5 待锅内压力达49kPa(0.5kg/cm$^2$)时,打开排气阀,驱除冷空气,当压力表指针降至"0",然后重新关闭排气阀。

步骤6 锅内温度、压力上升至规定刻度(121~126℃、104.0~137.3kPa)时开始计时。一般持续30分钟。

步骤7 灭菌时间到,拔去电源,打开排气阀放出蒸汽。

步骤8 等锅内压力降至"0"后方可打开锅盖。过10~15min再取出物品,以借余热烘烤使灭菌包干燥。

步骤9 检查指示带,若变色示灭菌可靠,否则应重新灭菌。

(2)煮沸灭菌法 手术中急需别的器械,如金属器械(除外锐利器械)、玻璃制品及橡胶类物品,可采取煮沸灭菌法应急准备(煮沸100℃,15~20min即可)。

(3)化学药液灭菌法 对急需而不耐高温的物品,如利器、缝线、内窥镜、有机玻璃制品等可用化学药液灭菌法进行应急准备。

【注意事项】

1. 准备手术包时,注意特殊器械的准备。

2. 打手术包时紧凑,层次分明;器械包、布单包、衣服包分明标注清楚。

3. 注意消毒灭菌的时间、日期;并按手术室管理规定存放已消毒灭菌的各类手术包。

4. 作灭菌处理时,按操作规程进行,注意安全、有效。

5. 高压蒸汽灭菌法的注意事项 ①无菌包不宜过大(小于55cm×33cm×22cm),不宜过紧。消毒前,打开储槽或盒的通气孔,有利于蒸汽流通。而且排气时使蒸汽能迅速排出,以保持物品干燥。消毒灭菌完毕,关闭储槽或盒的通气孔,以保持物品的无菌状态。②布类物品应放在金属类物品上,否则蒸汽遇冷凝聚成水珠,使包布受潮。③定期检查灭菌效果。

(彭 奇)

# 任务七　手术区皮肤准备技术

**病例**

普外科3床患者,男性,因"腹痛、腹胀、呕吐、肛门停止排气排便1天"入院,入院诊断为"急性肠梗阻:肠扭转",需急诊手术治疗。

问题:该患者术前皮肤如何准备?

**【目的】**

剃除手术区域的毛发,以利消毒及手术操作,减少手术区污染,防止术后伤口感染。

**【适用范围】**

手术患者术前手术部位准备。

**【操作步骤】**

**(一)操作准备**

1. 患者准备　真人操作(同学互当患者);也可临床见习操作。

2. 操作物品　剃毛刀、刀片、弯盘、纱布、毛巾、橡皮布、乙醇、治疗巾、手电筒、肥皂、棉签、脸盆盛热水、屏风、治疗车,另骨科手术患者应备有手刷、75%乙醇、无菌巾、绷带。

**(二)实施方法**

1. 做好患者思想解释工作,将患者接到治疗室(若在病房内备皮应用床帘或屏幕遮挡),要注意照明和患者保暖。

2. 铺好橡胶单、治疗巾,要分暴露备皮部位。

3. 用纱布蘸肥皂液涂备皮部位,或用纱布蘸滑石粉涂备皮部位,一手用纱布按紧皮肤,另一手持剃毛刀,顺毛方向分区剃净毛发。

4. 剃毕用手电筒照射,仔细检查是否剃干净,有无皮肤损伤。

5. 用毛巾浸热水洗去局部毛发和肥皂或滑石粉。

6. 腹部手术要用棉签蘸乙醇,清除脐部污垢。

7. 操作后整理床单及用物,处理污物。

**(三)特殊部位的备皮**

1. 手或足手术　入院后指导患者每日用温水泡洗手、脚20min,剪去指(趾)甲,已浸软的胼胝应设法剪除,但应避免损伤皮肤,足部手术者备皮后禁止下地。

2. 骨、关节、肌腱手术　手术前3日开始准备皮肤,第一、二日先用肥皂水刷洗备皮区域,并用5%碘伏消毒,再用无菌巾包裹。手术前1日剃手术区毛发,并用75%乙醇消毒,再用无菌巾包扎。手术日晨重新消毒后用无菌巾包裹。

3. 颅脑手术　术前3日剪短头发,并每天洗头一次(急症例外),术前2h剃净头发,剃后洗头,并戴清洁帽子。

4. 阴囊、阴茎手术　患者入院后每日用温水浸泡,用肥皂洗净,术前1日备皮,范围同会阴部手术。

5. 口腔手术　入院后经常保持口腔清洁卫生,进手术室前用复方硼酸液漱口。

**【注意事项】**

1. 剃毛时须以锋利剃刀顺着毛发生长方向剃,按紧皮肤,以免损伤毛囊,剃刀与皮肤表面呈45°操作,必须剃干净。

2. 剃毛时间一般在手术前一日或当日进行。

3. 剃毛后检查皮肤有无割伤或裂缝及发红等异常状况,发现异常立即报告医生。

4. 操作动作轻柔、熟练,关爱患者,注意患者保暖及心理反应。

**【护患沟通】**

1. 明确术前备皮的目的和作用。

2. 明确备皮的范围及操作中的配合。

3. 明确备皮及剃除毛发后对身体皮肤没有影响。

(陈华容　彭　奇)

# 任务八 清创术及换药术

## 一、清创术

**病例**

患者小刘在与小朋友玩耍时不慎跌倒,致使其右下肢内侧有一4cm×2cm外伤口,急诊来院就治。
问题:作为急诊部工作的李护士,如何对该患者伤口进行处理?

**【目的】**

清创即是通过彻底清除创面及其周围皮肤上的污物;切除污染的组织;切除失活的组织;清除异物;清除血肿,消灭无效法,使污染伤口变为清洁伤口,开放性损伤变为闭合性损伤,促进伤口一期愈合,促进受伤部位的功能和形态的恢复。

**【适用范围】**

适用于各种损伤伤口。损伤后6~8h内的新鲜伤口可清创后作一期缝合;伤口局部污染严重,超过6~8h,或超过24h及火器伤口,伤口已有感染者,只作简单清创,不宜一期缝合伤口。

**【操作步骤】**

**(一)清创物品准备(图4-30)**

剔毛刀、毛刷、肥皂水、生理盐水、3%双氧水、3%碘酊、70%乙醇、消毒棉球、空针、2%利多卡因、手术器材(手术刀、手术剪、止血钳、手术镊子、持针器、缝针、缝线、无菌手套、无菌洞巾等)。

**(二)实施方法**

步骤1 将患者平卧于清创室治疗床上,脱去外套,暴露损伤部位及伤口。

步骤2 穿洗手衣、戴灭菌干手套(大的清创一般需洗手及穿灭菌手术衣)。

步骤3 清洗伤口周围皮肤:操作者右手持刷,左手持无菌纱布压住伤口,先用肥皂水由内向外刷洗伤口周围皮肤,再用无菌生理盐水冲洗干净。

步骤4 清洗消毒伤口

(1)去除覆盖伤口的敷料,用无菌生理盐水将伤口冲洗干净。

(2)初步检查伤口,用消毒镊子或纱布球轻轻除去伤口内较大的异物或血凝块,明显的出血点应进行钳夹止血,暂不结扎。

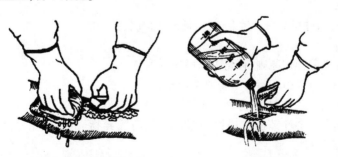

(1)用肥皂水刷洗伤口周围皮肤　　(2)用盐水冲洗伤口

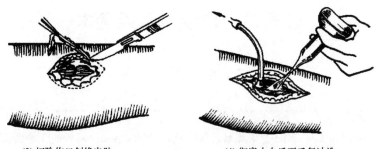

(3) 切除伤口创缘皮肤　　　　　(4) 彻底止血后再反复冲洗

图 4-30　清创操作步骤示意图

（3）用 3% 过氧化氢液体反复冲洗伤口,后用生理盐水冲净伤口,最后用无菌纱布擦干创面及周围皮肤。

步骤 5　消毒铺巾:巡回护士负责按常规方法对伤口周围皮肤进行消毒(用碘酒和乙醇消毒时,勿使消毒液流进伤口),术者洗手,戴好无菌手套,铺上无菌手术巾(洞巾)。

步骤 6　局部浸润麻醉:用 2% 利多卡因,注入创口边缘皮下组织。

步骤 7　清创:清除伤口内异物及血凝块,切除失去活力和已游离的组织,修剪出较整齐的健康组织创面和边缘,随时冲洗干净伤口各层,彻底止血。如伤道较深或潜行剥离时,可作补充切口(简称"扩创"),有利于显露深部组织及清创。

步骤 8　清创完成后,再次用碘酒和乙醇消毒伤口、生理盐水冲洗,更换手术单、器械和手术者手套,重新消毒铺巾。

步骤 9　修复组织、缝合伤口:清创彻底的新鲜伤口,按组织层次一期缝合伤口;伤口污染重,清创不彻底的伤口,伤口用凡士林或生理盐水纱布覆盖引流,待炎症消退或观察 1-2 天后作延期缝合。缝合伤口时,根据伤口的情况酌情放置各种引流物。配合医师处理深部筋膜、肌肉、血管的损伤。

步骤 10　包扎伤口:包扎是助于保护伤口、减少污染、固定敷料和止血。包扎时注意引流物的固定,包扎后可酌情使用外固定。

**（三）整理用物**

将用物放至指定位置。

**（四）处置用物**

将一次性用物按照垃圾分类要求处理,手术剪等重复使用的锐器应单独放置,将其他器械分类放置后,送器械整理室按要求处置。

**（五）记录**

洗手,记录清创过程中患者生命体征、神志等情况,签字。

【注意事项】

1. 严格遵守无菌操作原则,强化无菌操作意识。

2. 加强清创术过程中职责分工与协调配合。

3. 操作中注意自我保护,防意外伤害。

4. 明确清创术各个环节的有序性(清洗除污、清除异物、消毒铺巾、麻醉、清创、修复组织、伤口包扎)及有效性。

5. 操作时由外围到中央、由浅至深,仔细操作,有序地进行清创处理。

【护患沟通】

1. 沟通清创的目的、步骤,消除患者恐惧心态。

2. 沟通清创术麻醉方法及效果,争取患者配合。

3. 沟通在清创过程中如有不适者,及时反馈,以便处理。

4. 清创术后伤口的保护、观察。

5. 伤口愈合过程中可能出现的异常情况,处理方法。

# 二、外科换药与拆线

**病例**

骨科 5 床张患者,现因"左下肢外伤清创缝合术后 12 天",伤口愈合好,准备于今天拆线。
问题:该患者伤口换药及拆线怎样操作?

【目的】

换药可检查伤口愈合情况;去除脓液和分泌物及坏死组织;清洁伤口及覆盖敷料。对愈合伤口,及时拆出缝线。

【适用范围】

各类损伤及手术后伤口;缝合伤口愈合后需拆线者。

【操作步骤】

(一) 操作准备

1. 操作物品准备

换药器械　持物钳、镊子 2 把、换药碗 2 个或弯盘 1 个、手术剪 1 把、血管钳 1 把、探针等。有准备一个换药包(内有无菌治疗碗 2 个、弯盘 1 个、镊子 2 把),外再加用其他器械的。

换药物品　棉球(碘酊、乙醇)、纱布及纱布条、棉垫、胶布、绷带等。

换药药品 2% ~ 2.5% 碘酊、70% 乙醇溶液、生理盐水(0.9% )、双氧水(3% )、0.1% ~ 0.5% 新洁尔灭液、庆大霉素溶液(0.2% ~ 0.5% )、硫酸镁溶液(50% )等。根据创口需要加用油纱布(如凡士林纱布)、纱布条、引流药、外用药和纱布等。

2. 操作环境准备　安排在治疗室内或在床旁。

3. 患者准备　沟通后明确操作,且能积极配合。

4. 操作者准备　穿好工作服,戴好口罩和帽子,清洗双手,必要时戴手套。

(二) 实施方法

1. 外科换药

步骤 1　患者采取适当体位。

步骤 2　揭开敷料,暴露创面。胶布由外向内(伤口)方向撕下;用无菌镊子沿创口的长轴取下内层敷料及引流物;如敷料与创面粘连,可用盐水浸湿后揭除。

步骤 3　检查伤口:观察伤口有无红肿、出血积液,有无分泌物及其特点;注意创面皮肤、黏膜、肉芽组织的颜色变化。感染伤口应注意炎性分泌液的性质及量,引流是否通畅,伤口愈合情况等。

步骤 4　伤口周围皮肤消毒:用乙醇、碘酒或碘伏对伤口周围皮肤、黏膜进行消毒。一把无菌镊子接触无菌物品,另一把接触创面。擦洗皮肤的棉球不得擦洗创口内,防止棉球遗留在创腔内;2~3min 后用乙醇清毒(用碘伏者可不用脱碘)。

步骤 5　处理创面:创面分泌物较多且较深时,宜用生理盐水冲洗;如坏死组织较多,可用其他消毒液冲洗。用盐水棉球轻轻清洗创面,禁用干棉球擦洗创口。如创面肉芽组织水肿明显时可用高渗盐水纱布湿敷;创面一般用盐水纱布或凡士林纱布覆盖,必要时安放引流物。

步骤6　覆盖伤口,包扎固定:伤口覆盖无菌干纱布(一般覆盖8层,面积要超过伤口四周3-5cm),并用胶布固定。胶布固定时,其方向应与肢体或躯干长轴垂直;环绕手指、脚趾时用力不宜过大,以免影响血液循环,保持美观。胶布不宜固定时,可用绷带包扎。

2. 外科拆线

步骤1　评估伤口类型及愈合情况:评估类型(分清洁伤口、污染伤口、感染伤口三类)及伤口的愈合情况(分甲级愈合、乙级愈合、丙级愈合),确定拆线时机。

步骤2　消毒:用乙醇棉球消毒伤口(已愈合)及周围皮肤,颜面部、会阴部、黏膜、婴幼儿皮肤用0.1% 新洁尔灭棉球进行消毒。先将伤口血迹清洗干净,并浸湿缝线线头,使缝线线头不粘在皮肤上。

步骤3　拆线:操作者左手持无菌镊子,夹住线头,轻轻向上提起,使埋于皮肤内的缝线露出少许。用拆线剪插进线结下空隙,以剪刀尖紧贴皮肤,从由皮内拉出的部分将线剪断,全部拆完后,用消毒液棉球再擦拭一遍,最后覆盖无菌敷料,包扎固定(图4-31)。

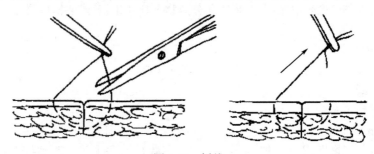

图4-31　拆线

步骤4　保护伤口　伤口针孔处明显红肿者,拆线后可用1~2层70%乙醇纱布敷盖,再用凡士林纱布覆盖,最后覆盖无菌干敷料,包扎固定。

步骤5　污染的或用过的敷料放于污物桶内统一处理,如有特殊感染的敷料要按医院要求集中统一烧毁。

**（三）整理床单位及用物**

协助患者取相应合适体位,整理床单位及用物。

**（四）处置用物**

1. 更换下来的各种敷料集中于弯盘,倾倒入污物桶内。

2. 所用器械浸泡在消毒液中预处理。

3. 特殊感染的敷料随即焚烧销毁,器械、器皿作特殊灭菌处理。

**（五）记录**

洗手,记录拆线情况,签字。

**【注意事项】**

1. 操作时态度要和蔼,关心体贴患者。

2. 操作动作要求熟练。操作要求稳、准、轻,防止再次损伤创面。

3. 注意保护创面。处理创面时,避免刺激性较强的化学药品,如碘酒、乙醇直接接触创面而造成新的肉芽组织损伤;避免过久暴露创面,防止创面感染。

4. 换药顺序　如有多个患者需换药时,应先换清洁伤口,再换污染伤口,后换感染伤口,最后换需消毒隔离的伤口。

5. 做好换药、拆线后的整理工作。

6. 严格遵守无菌操作规范。

用手揭开外层敷料,勿用镊子。

清洁伤口先由创缘向外擦洗,化脓创口,则由外向创缘擦拭。擦洗中勿使乙醇流入创口引起疼痛和损伤组织。

**【护患沟通】**

1. 沟通换药目的、操作步骤,消除顾虑,协调配合。

2. 明确伤口类型及愈合情况。

3. 保护患部、伤口及伤口敷料。

4. 合理的患部功能活动,促进功能恢复。

5. 换药或拆线后异常情况及时反馈、处理。

(陈华容　彭　奇)

# 任务九　胃肠减压护理技术

**病例**

12 床患者,女性,29 岁;因"腹痛、腹胀 4h"入院,入院诊断为急腹症,需立即实施胃肠减压。

问题:护士应如何为患者实施胃肠减压术护理?

**【目的】**

引流胃肠道内积气、积液;手术前准备,预防及减少术后并发症。

**【适用范围】**

1. 急腹症患者,出现急性肠梗阻症状者。

2. 不明原因的严重的腹部闭合性损伤。

3. 胃肠道手术,术前的胃肠道准备。

4. 其他大型手术的术前准备,如胸腔手术、上腹部手术等。

**【操作步骤】**

**(一) 准备**

1. 护士准备　着装整洁,戴口罩,清洁洗手。

2. 患者准备

核对:"三查八对"患者的信息、医嘱,确认操作对象。

告知:告知操作目的、操作过程,配合方式,做好操作前准备。

评估:评估患者意识状态、病情、生命体征、合作程度,取手电筒、棉签检查鼻腔情况,查阅检查结果以判断有无禁忌证。

3. 用物准备　一次性胃肠减压装置、胃管、治疗巾、镊子、棉签、纱布、液状石蜡、胶布、别针、一次性注射器、听诊器、弯盘、治疗碗、手电筒、血管钳。

4. 环境准备　清洁,通风,光线、温度适宜。

**(二) 实施方法**

步骤 1　协助患者取平卧位或半卧位,铺治疗巾于颌下,将弯盘放至口角旁。

步骤 2　打开一次性胃管外包装,检查胃管通畅性后关闭胃管末端,测量胃管置入长度。

步骤3　润滑胃管,右手持胃管前端,左手托起胃管,沿一侧鼻孔将胃管缓慢插入,插至10~15cm时嘱患者做吞咽动作,将胃管插至预期长度。

步骤4　确认胃管前端是否置于胃内。注射器是否能抽吸胃液;注射器快速注入空气,取听诊器判断是否有气过水音;将胃管末端置于装有清水的水杯,嘱患者深呼吸,观察是否有气泡溢出。

步骤5　用胶布固定胃管于鼻翼,反折胃管末端后与胃肠减压装置连接,取别针将胃肠减压装置妥善固定。

步骤6　拔管

(1)核对医嘱、患者信息。

(2)协助患者取平卧位或半卧位,充分暴露胃管。

(3)用血管钳夹闭胃管末端,取纱布包裹胃管,将胃管缓慢拔除,拔至咽喉部时迅速拔出。

### (三)整理床单位及用物

协助患者取舒适体位,整理用物。

### (四)处置用物

按照医疗垃圾分类处理原则处理一次性用物;多次使用物品分类放置,做消毒、灭菌处理。

### (五)记录

洗手,记录置管长度、时间、置管过程、操作者姓名。

【注意事项】

1. 避免管道反折、受压、脱落。
2. 保持持续的适度负压吸引力,不可自行调节压力。
3. 置管期间禁食、禁饮。
4. 置管期间若出现腹胀、腹痛、咽喉部不适等情况,应及时告知医护人员。
5. 置管期间若出现引流物情况的改变,应及时告知医护人员。
6. 定期巡视,观察病情,观察引流液的颜色、量和性质。
7. 置管期间每天常规进行口腔护理。

【护患沟通】

1. 沟通安置胃肠减压管目的及意义。
2. 沟通操作过中可能出现的不适及操作配合。
3. 安置后观察及注意事项,如有异常及时反馈及处理。

(张　懿)

# 任务十　腹腔引流护理技术

**病例**

患者,男性,40岁,因肝硬化疾病出现大量腹水,经会诊后拟实施先放腹水,缓解其腹胀症状后,再作进一步检查治疗。

问题:本科护士对腹腔穿刺放腹水术应怎样操作?

【目的】

1. 检查腹腔积液的性质(详见诊断性腹腔穿刺术)。

2. 腹腔内给药。

3. 对大量腹水患者,穿刺放液减轻症状。

【适用范围】

腹部手术后安置腹腔引流管患者。

【操作步骤】

（一）操作前准备

1. 环境准备 环境清洁,安静,温度适宜,必要时屏风遮挡

2. 护士准备 衣帽整齐,符合要求,修剪指甲,洗手、戴口罩。

3. 用物准备 无菌腹腔穿刺包、无菌手套、胶布、2%利多卡因、75%乙醇、2%的碘酒或碘伏、消毒棉签、治疗盘、腹带、留置送检标本的无菌试管、注射器、乳胶管,并备好血压计、听诊器和卷尺。

4. 患者准备

核对:核对床号、姓名。

告知:测量的目的、方法、注意事项,取得患者配合。

评估:询问患者有无麻醉药过敏史,并签手术同意书;复核患者的肝功能、血常规、出凝血时间等。

（二）实施方法

步骤1 协助患者坐在靠背椅上(衰弱者可取其他适当体位如半卧位、平卧位或侧卧位)

步骤2 选择适宜的穿刺点:脐与耻骨联合连线中点上方1.0cm、偏左或偏右1.5cm处。(也可选左下腹脐与髂前上棘连线中、外1/3交点,此处不易损伤腹壁动脉或侧卧位,在脐水平线与腋前线或腋中线之延长线相交处)。

步骤3 常规消毒,戴无菌手套,铺消毒洞巾,自皮肤至壁腹膜以2%利多卡因作局部麻醉。

步骤4 协助穿刺

(1)操作者左手固定穿刺部皮肤,右手持针座接有乳胶管的8号或9号针头,经麻醉处刺入皮肤后,以45°斜刺入腹肌,再与腹壁呈垂直角度刺入腹腔。

(2)助手用消毒血管钳子固定针头,并夹住乳胶管.见腹水流出后,以输液夹子调整速度。将腹水引入容器中计量并送验。

(3)穿刺结束后,消毒针孔部位,并按住针孔3min,防止腹水渗漏,加蝶形胶布固定,纱布覆盖。并加用腹带加压包扎。

（三）整理用物及床单

协助患者取舒适体位,整理床及用物。

（四）穿刺后腹水的处理

1. 非感染性的腹水,每1000ml:1粒消毒剂;感染性腹水,每500ml:1粒消毒剂;保留30min后,倒入专门倾倒医疗污物的渠道。

2. 穿刺针、注射器等锐器须放入专门的医疗锐器收集箱。

3. 其余物品投入标有放置医疗废物的黄色垃圾袋内。

（五）记录

洗手,将穿刺引流物的量、颜色、性质记录在护理记录本上,签名。

【注意事项】

1. 注重操作前、中、后的护患沟通。

2. 每次放腹水的量不超过3000～6000ml;如为肝硬化患者第一次放腹水不要超

过 3000ml。

3. 加强操作后患者穿刺点及病情观察。

**【护患沟通】**

1. 告知患者本次操作的目的及意义。

2. 嘱患者平卧,并使穿刺孔位于上方以免腹水漏出。如仍有漏出,可用蝶形胶布或火棉胶粘贴。

3. 告知患者操作后观察,如有异常及时反馈并处理。

4. 肯定患者操作中的配合,及时告知检查结果。

（王梁平）

# 任务十一　胸腔闭式引流的护理技术

**病例**

患者,男性,65岁,因突发呼吸困难 1h 入院,入院诊断为"右侧自发性气胸",要求立即进行胸腔闭式引流。

问题:如何安置胸腔闭式引流管?护理操作中应注意哪些问题?

**【目的】**

胸腔闭式引流能排除胸腔内液体或气体,维持胸膜腔的负压,使纵隔处在正常位置,建立正常的呼吸功能。

**【适用范围】**

1. 气胸、血胸、脓胸患者。

2. 食管、气管、支气管瘘者。

3. 开胸手术后患者。

**【操作步骤】**

**（一）操作前准备**

1. 环境准备　环境清洁,安静,温度适宜,必要时屏风遮挡。

2. 护士准备　衣帽整齐,符合要求,洗手、戴口罩。

3. 用物准备　治疗卡、无菌胸腔引流瓶、橡皮管、玻璃接管、止血钳 2 把、胶布、无菌生理盐水、别针。

4. 患者准备

核对:核对床号、姓名。

告知:安置胸腔闭式引流管的目的、方法、注意事项。

评估:评估患者病情、生命体征等。

**（二）实施方法**

步骤 1　携用物至床旁,核对并向患者解释引流的目的及注意事项,消除紧张情绪,取得合作。

步骤 2　打开无菌引流瓶(图 4-32),倒入无菌生理盐水,使长玻璃管理于水下 3~4cm,妥善固定。在引流瓶的水平线上注明日期和水量。

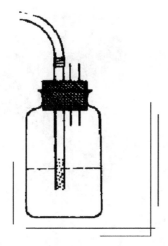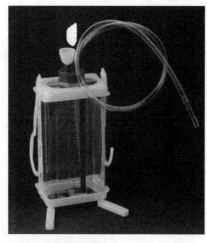

图 4-32 胸腔闭式引流简易装置

步骤 3 协助患者取半卧位(生命体征未稳定者,取平卧位)。

步骤 4 选择穿刺点:积液(或积血)引流选患侧腋中线第 6~7 肋间进针,气胸引流选患侧锁骨中线第 2~3 肋间(图 4-33)。

步骤 5 术野皮肤以碘酊、乙醇常规消毒,铺无菌手术巾,术者戴灭菌手套。

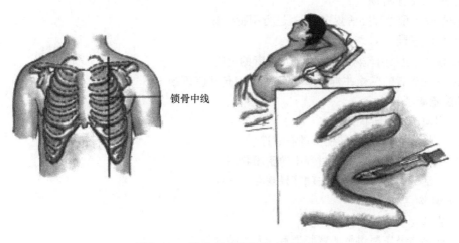

锁骨中线

图 4-33 胸腔闭式引流管安置位置

步骤 6 局部浸润麻醉切口区胸壁备层,直至胸膜并可见积液或积气抽出;沿肋间走行切开皮肤,沿肋骨上缘伸入血管钳,分开肋间肌肉各层直至胸腔;见有液体或气体涌出时立即置入引流管(图 4-34)。

步骤 7 以丝线缝合胸壁皮肤切口,并结扎固定引流管,敷盖无菌纱布。

步骤 8 用两把止血钳双重夹闭引流管,消毒引流管连接口,并与负压引流筒或水封瓶连接。

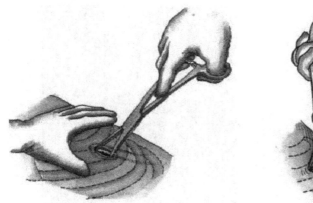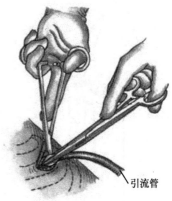

引流管

图 4-34 操作过程

步骤 9 松开止血钳。观察引流是否通畅。

步骤 10 将引流瓶放于安全处,妥善固定引流管,保持引流瓶低于胸腔 60～100 cm。密切观察患者的反应,正常水柱上下波动 4～6 cm。

### （三）整理用物及床单

协助患者取舒适体位,整理床单位。

### （四）处置用物

按医院感染管理办法规定,分类进行用物处置。

### （五）记录

1. 洗手,记录引流液的性质、量及患者的反应。

2. 询问患者的感受并告知如有不适,及时传呼值班护士。

【注意事项】

1. 引流管的妥善固定。

2. 密切观察引流,保持引流的有效性。

3. 保证引流系统在引流过程中的密闭状态。

4. 在活动时防止水下长玻璃管暴露在空气中。

【护患沟通】

1. 告知患者本次操作结果。

2. 向患者及家属讲解放置管道意义及维护的相关注意事项。

3. 教会患者及家属管道滑脱的应急措施。

4. 指导患者肢体功能锻炼。

5. 指导患者做有效的呼吸活动,促进液体及气体排出。

（王梁平）

# 项目五　急救护理技术

## 任务一　创伤急救止血技术

**病例**

患者,女性,45岁,因车祸致左前臂中段掌面有一5cm×8cm大小软组织缺损创面,广泛渗血,中央有喷射性出血,患者伤后神志清楚,精神差,面色苍白,四肢冰凉,脉快。

问题:在现场急救人员该如何对患者进行止血处理?

【目的】

防止继续出血,预防失血性休克发生。

【适用范围】

1. 任何损伤所导致的出血。

2. 手术中按压止血。

【操作步骤】

（一）准备

1. 环境准备　环境符合要求,便于操作。

2. 护士准备　着装整洁、精神饱满、穿平底鞋。

3. 物品准备　手套、绷带、止血带、三角巾、纱布、双氧水、生理盐水、标记卡、常用急救药品等。

4. 患者准备

核对:姓名、床号。

告知:止血目的、方法、注意事项,避免再次损伤,取得患者配合。

评估:出血程度、生命体征、局部和特殊的变化,如伤口、中枢神经系统的改变;评估患者心理反应,安慰患者,消除紧张情绪。

（二）实施方法

步骤1　指压止血法

(1)颞动脉指压法　用拇指在耳屏前方,颧弓根部的搏动点上压向颞弓,用于眼睛以上部位、头顶部和额部出血(图5-1)。

(2)面动脉指压法　手指压迫咬肌前缘下端,或下颌角前约1.0cm处搏动点上(有时需两侧同时压迫才能止血),用于眼睛以下,下颌骨以上部位出血(图5-2)。

(3)颈总动脉指压法　用中间的三个指头放在气管外侧与胸锁乳突肌中点之间的搏动点上,拇指放在颈后,将动脉压向第6颈椎横突上。用于头面部、颈部出血。但需注意:不能两边同时压迫止血,压迫过程中密切注意观察有无晕厥表现,疑有脊髓损伤时,要保持颈部制动(图5-3)。

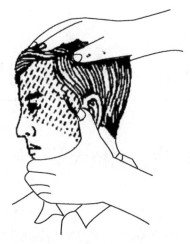
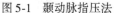
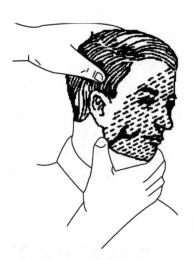

图 5-1　颞动脉指压法　　　　　　图 5-2　面动脉指压法

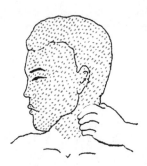

图 5-3　颈总动脉指压法

（4）锁骨下动脉指压法　用食指、中指在锁骨上窝中部搏动点上向下压至第一肋骨上，操作时须保持上肢与身体平行，用于肩部、腋部、上臂出血。

（5）肱动脉指压法　将伤者上肢外展与身体成 90°角，手掌向上，用一手支撑患者的上臂，另一手的拇指放上臂中段肱二头肌内侧沟处搏动点上，其余四指放在肱骨的后边，捏紧肱骨压迫肱动脉，用于前臂出血（图 5-4）。

（6）桡、尺动脉指压法　两手拇指同时按压手腕横纹稍上处的内、外侧搏动点上，用于手部出血（图 5-5）。

（7）股动脉指压法　双手拇指或手掌重叠在腹股沟中点稍下方的搏动点上，用力压向骨盆缘，用于下肢出血（图 5-6）。

（8）胫后动脉指压法　用拇指压迫内踝与跟腱之间的搏动处，用于足底出血（图 5-7）。

（9）足背动脉指压法　用拇指压迫足背的内外踝连线的中点搏动处，用于足部出血（图 5-7）。

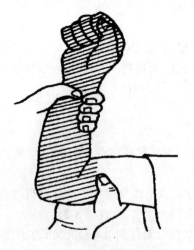
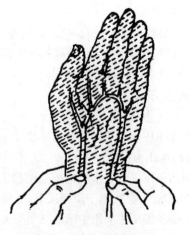

图 5-4　肱动脉指压法　　　　　图 5-5　桡、尺动脉指压法

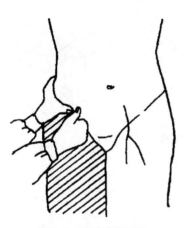

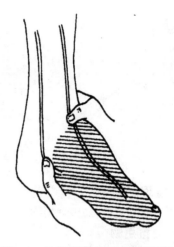

图 5-6　股动脉指压法　　　　　　　　图 5-7　足背动脉、胫后动脉指压法

步骤 2　加压包扎止血法　伤口覆盖无菌敷料后,再用纱布、棉花、毛巾、衣服等折叠成相应大小的垫,置于无菌敷料上面,然后再用绷带、三角巾等紧紧包扎,以停止出血为度。

步骤 3　填塞止血法　用无菌的棉垫、纱布等,紧紧填塞在伤口内,再用绷带或三角巾等进行加压包扎,松紧以达到止血目的为宜。

步骤 4　止血带止血法

(1)充气止血带　如血压计袖带,其压迫面积大,对受压迫的组织损伤较小,并容易控制压力,放松也方便。

(2)橡皮止血带　在结扎止血部位加好衬垫,以左手拇指和食、中指拿好止血带的一端,另一手拉紧止血带围绕肢体缠绕一周,压住止血带的一端,然后再缠绕第二周,并将止血带末端用左手食、中指夹紧,向下拉出固定即可。还可将止血带的末端插入结中,拉紧止血带的另一端,使之更加牢固(图 5-8)。

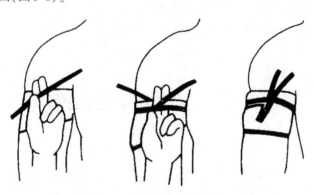

图 5-8　橡皮止血带止血法

(3)绞紧止血法　在结扎止血部位加好衬垫,用止血带缠绕,然后打一活结;再用一短棒、筷子、铅笔等的一端插入活结一侧的止血带下,并旋转绞紧至停止出血,再将短棒、筷子或铅笔的另一端插入活结套内,将活结拉紧即可(图 5-9)。

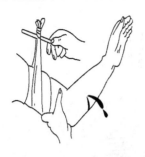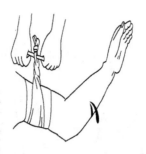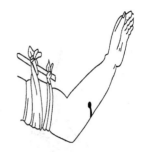

图 5-9　绞紧止血法

### （三）整理用物

协助患者取舒适体位,整理用物。

### （四）处置用物

按医院感染管理办法规定,分类进行用物处置。

### （五）记录

洗手,将处理患者的伤情如出血情况、生命体征、特殊情况等记录在急救护理程序单上并签名。

**【注意事项】**

1. 加压包扎止血法禁用于伤口内有碎骨片时,以免加重损伤。

2. 止血带正确位置、止血时间及止血带的松紧度。出血部位制动,避免再次出血。

3. 观察患者生命体征、伤口局部变化。

4. 积极配合医生对患者危及生命的其他急救,止血后根据伤情应迅速安全转运患者到院内进行下一步治疗。

**【护患沟通】**

1. 告知患者伤情处理的结果。

2. 注意休息,多饮水,避免情绪激动、剧烈运动而导致再次出血。

3. 如有不适(出血、疼痛)应立即告诉急救人员。

4. 向患者表示感谢,谢谢配合。

（李红莉　张　懿）

# 任务二　创伤急救包扎技术

**病例**

一中巴车发生车祸,致使多名乘客受伤,大多为轻伤。以头部外伤出血及四肢出血患者居多。患者伤后神志均清楚,无生命危险。

问题:"120"急救人员该如何对这些患者进行包扎救治?

**【目的】**

1. 保护伤口,减少污染。

2. 固定敷料、固定骨折位置。

3. 压迫止血,减轻疼痛。

**【适用范围】**

1. 任何损伤所导致的出血包扎。

2. 手术切口包扎。

**【操作步骤】**

**（一）准备**

1. 环境准备　环境符合要求,便于操作。

2. 护士准备　着装整洁、精神饱满、穿平底鞋。

3. 物品准备　手套、绷带、夹板、三角巾、纱布、胶布等。

4. 患者准备

核对:姓名、床号。

告知:包扎目的、方法、注意事项,取得患者配合。

评估:远端肢体血运情况、生命体征、局部(如伤口)变化、中枢神经系统的改变,有无功能障碍。评估患者心理反应,安慰患者。

**（二）实施方法**

1. 卷轴绷带基本包扎法

步骤1　环行包扎法　①将绷带做环行的重叠缠绕(不少于2周);②下周将上周绷带完全遮盖;③将绷带末端毛边反折,用用胶或安全别针固定,或将带尾中间剪开分成两头,避开伤区打结固定(以下包扎固定均按此法)(图5-10)。

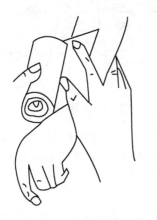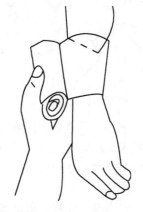

图5-10　环行包扎法

步骤2　蛇形包扎法(斜绷法)　①将绷带环行缠绕二圈;②以绷带宽度为间隔,斜行上绕互不遮盖;③将绷带再次环行缠绕二圈;④固定方法同环行包扎法(图5-11)。

步骤3　螺旋形包扎法　①将绷带环行缠绕二圈;②稍微倾斜(<30°),螺旋向上缠绕;③每周遮盖上周的1/3~1/2;④将绷带再次环行缠绕二圈,固定(图5-12)。

步骤4　螺旋反折包扎法(折转法)　①将绷带环行缠绕二圈;②稍微倾斜(<30°),螺旋向上缠绕;③每周均把绷带向下反折,遮盖其上周的1/3~1/2,反折部位应相同,使之成一直线;④将绷带再次环行缠绕二圈,固定。注意不可在伤口上或骨隆突处反折(图5-13)。

步骤5　"8"字形包扎法　①屈曲关节后在关节远心端环形包扎

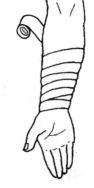

图5-11　蛇行包扎法

两周;②右手将绷带从右下越过关节向左上绷扎,绕过后面,再从右上(近心端)越过关节向左下绷扎,使呈"8"字形,每周覆盖上周1/3～1/2;③环形包扎2周固定(图5-14)。

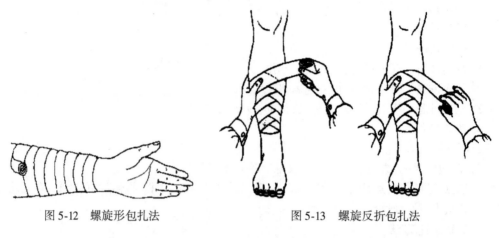

图5-12　螺旋形包扎法　　　　　　　　图5-13　螺旋反折包扎法

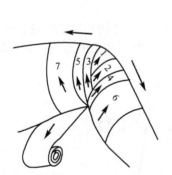　　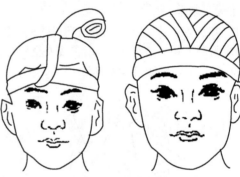

图5-14　"8"字形包扎法　　　　　　　图5-15　回返包扎法

步骤6　回返包扎法　①环形包扎两周;②右手将绷带向上反折与环形包扎垂直,先覆盖残端中央,再交替覆盖左右两边,左手固定住反折部分,每周覆盖上周1/3～1/2;③再将绷带反折环形包扎2周固定(图5-15)。

2. 三角巾包扎法

步骤1　头顶部包扎法　①将三角巾底边向上反折约3cm;②将其正中部放于伤员的前额,与眉平齐,顶角拉向头后;③三角巾的两底角经两耳上方,拉到枕后交叉,再绕到前额,打结固定;④将顶端上翻塞入(图5-16)。

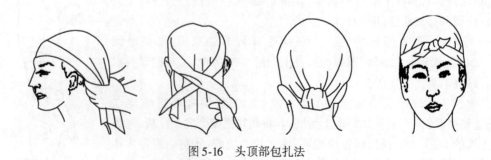

图5-16　头顶部包扎法

步骤2　风帽式包扎法　①将三角巾顶角和底边中央各打一结,即成风帽状;②将顶角结放于额前,底边结放于后脑勺下方;③包住头部,两角往面部拉紧;④两角边向外反折包绕下颌;⑤拉到枕后,打结固定(图5-17)。

步骤3　面部面具式包扎法　①将三角巾顶角打一结,放于下颌;②将三角巾罩于面部(可在鼻孔、眼睛、口腔处各剪一小口);③将左右两角拉到枕后交叉;④再绕到前额打结。(图5-18)。

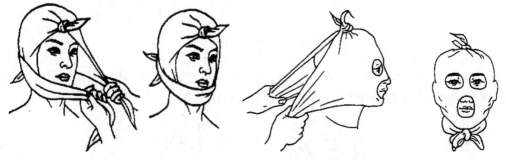

图5-17　风帽式包扎法　　　　　　　图5-18　面部面具式包扎法

3. 肩、胸、背部包扎法

步骤1　燕尾巾包扎单肩　①将三角巾折叠成燕尾状,大角在上,小角在下;②把燕尾巾夹角向颈,横放在伤侧肩上大角在后,小角在前;③燕尾底边包绕上臂部打结;④大角经背部小角经胸部拉到对侧腋下打结(图5-19)。

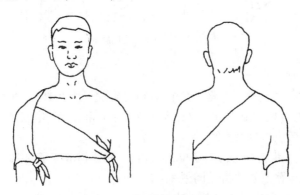

图5-19　燕尾巾单肩包扎法

步骤2　燕尾巾包扎双肩　①将三角巾折叠成燕尾状,两燕尾角等大;②夹角朝上对准项部,燕尾披在双肩上;③两燕尾角分别经过左、右肩,拉到腋下与燕尾底角打结。

步骤3　三角巾包扎胸部　①将三角巾底边横放在胸部,高度约在肘窝上3cm;②顶角越过伤侧肩,垂向背部;③三角巾的中部盖在胸部的伤处,两端拉向背部打结;④顶角也和该角一起打结(图5-20)。

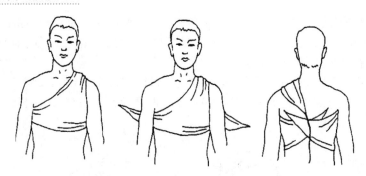

图 5-20　三角巾胸部包扎法

　　步骤4　燕尾巾包扎胸部　①将三角巾折成燕尾状;②在底部反折一道边;③横放于胸部,两角向上,分放于两肩上并拉到颈后打结;④将底部顶角带子绕到对侧腋下与另一底角打结(图5-21)。

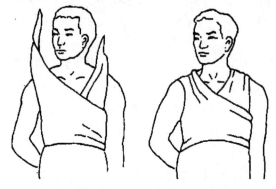

图 5-21　燕尾巾包扎胸部

　　4. 腹、臀部包扎法
　　步骤1　燕尾巾包扎腹部　①将三角巾折叠成燕尾状,大角在上,小角在下;②将燕尾巾底边放于腰部,夹角对准大腿外侧中线,大角在前,小角在后;③燕尾巾底边系带围腰打结;④前角经会阴向后拉与后角打结。
　　步骤2　三角巾包扎腹部　①三角巾顶角朝下,底边横放于脐部;②拉紧底角至腰部打结;③顶角经会阴拉至臀上方,同底角余头打结。
　　步骤3　三角巾、燕尾巾臀部包扎方法与腹部相同,只是位置相反。
　　5. 四肢包扎法
　　步骤1　三角巾包扎上肢　①将三角巾一底角打结后套在伤侧手上,结之余头留长些备用;另一底角沿手臂后侧拉到对侧肩上;②顶角包裹伤肢;③前臂屈至胸前,拉紧两底角打结(图5-22)。

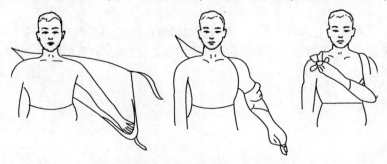

图 5-22　三角巾上肢包扎法

步骤2　三角巾包扎手部　①手指对着三角巾的顶角,将手平放于三角巾中央,底边位于腕部;②将顶角提起放于手背上;③拉两底角在手背部交叉,再绕回腕部;④与掌侧或背侧打结(图5-23)。

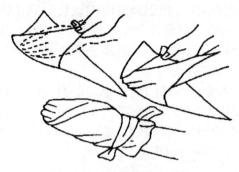

图5-23　三角巾手部包扎法

步骤3　三角巾包扎小腿和足部　①将脚放在三角巾近一底边的一侧;②提起较长一侧的巾腰包裹小腿打结;③在用另一边底角包足,绕脚腕打结与踝关节处(图5-24)。

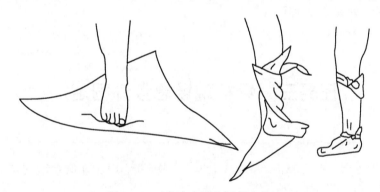

图5-24　三角巾小腿和足部包扎法

步骤4　三角巾包扎膝关节　①将三角巾折成适当宽度的带;②将其中部放在膝盖上;③两端拉至膝后交叉;④再由后向前绕至膝外侧打结。

6. 腹部内脏脱出的包扎方法

步骤1　伤员取仰卧位或半卧位,下肢屈曲,尽量不要咳嗽,严禁饮水进食。

步骤2　用大块的纱布覆盖在脱出的内脏上。

步骤3　用纱布卷成保护圈,放在脱出的内脏周围,保护圈可用碗或皮带圈代替。

步骤4　用三角巾包扎。

7. 异物刺入体内的包扎方法

步骤1　将两块棉垫或替代品安放在异物显露部分的周围,尽可能使其不摇动。

步骤2　用棉垫包扎固定,使刺入体内的异物不会脱落。还可制作环行垫,用于包扎有异物的伤口,避免压住伤口中的异物,搬运中绝对不许挤撞伤处。

**（三）整理用物**

协助患者取舒适体位,整理用物。

**（四）处置用物**

按医院感染管理办法规定,分类进行用物处置。

## （五）记录

洗手,将处理患者的伤情如包扎情况、生命体征、特殊情况等记录在急救护理程序单上并签名。

**【注意事项】**

1. 包扎伤口前,先简单清创并盖上无菌敷料固定或包扎,动作要轻柔。

2. 出血伤口应覆盖无菌敷料,若伤口深而大,外面可加用纱布、棉花、毛巾、衣服等折叠成相应大小的垫,置于无菌敷料上面,然后再用绷带、三角巾包扎,以停止出血为度。但伤口内有碎骨片时,禁用此法,以免加重损伤。

3. 包扎要松紧适度,肢体须处于功能位置,应从远心端向近心端包扎,以帮助静脉回流。四肢包扎时应将指(趾)端外露,以便观察血液循环,严禁在伤口、骨隆突处或易于受压部位打结。

4. 解除绷带时,先解开固定结或取下胶布,然后以两手互相传递松解。紧急时或绷带已被伤口分泌物浸透干涸时,可用剪刀剪开。

**【护患沟通】**

1. 告知患者伤情处理的结果。

2. 注意休息,多饮水,伤肢制动,避免情绪激动、剧烈运动。

3. 如有不适(出血、疼痛)应立即告诉急救人员。

4. 向患者表示感谢,谢谢配合。

（李红莉　张　懿）

# 任务三　骨折现场急救外固定术

**病例**

患者,男性,62岁,因不慎从高处坠落,致使其左下肢骨折、变形且不能活动。患者伤后神志清楚,身体其他部位均有不同程度的外伤。

问题:作为急救人员,你该如何对患者左下肢进行固定处理?

**【目的】**

1. 限制活动,减轻疼痛,防止骨折断端移位,避免再次损伤,防止、休克。

2. 便于搬运。

**【适用范围】**

1. 任何损伤所导致的骨折。

2. 骨折手术患者的固定。

**【操作步骤】**

## （一）准备

1. 环境准备　环境符合要求,便于操作。

2. 护士准备　着装整洁、精神饱满、穿平底鞋。

3. 物品准备　手套、绷带、夹板、三角巾、纱布、胶布等。

4. 患者准备

核对:姓名。

告知:固定的目的、方法、注意事项,取得患者配合,避免再次损伤。

评估:影响固定的因素,远端肢体血运情况、生命体征、局部和特殊的变化,如伤口、中枢神经系统的改变。评估心理反应,安慰患者。

### (二)实施方法

**1. 锁骨骨折**

步骤1 用毛巾或敷料垫于两腋前上方。

步骤2 将三角巾折叠成带状,两端分别绕两肩呈"8"字形。

步骤3 拉紧三角巾的两头在背后打结,尽量使两肩后张(图5-25)也可于背后放T字形夹板,然后在两肩及腰部各用绷带包扎固定。如仅一侧锁骨骨折,用三角巾把患侧手臂悬兜在胸前,限制上肢活动即可。

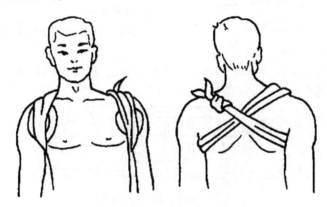

图5-25 锁骨骨折固定法

**2. 肱骨骨折**

步骤1 用长、短两块夹板,长夹板放于上臂的后外侧,短夹板置于前内侧。

步骤2 骨折部位上下两端固定。

步骤3 将肘关节屈曲90°,使前臂呈中立位。

步骤4 再用三角巾将上肢悬吊,固定于胸前(图5-26)。

**3. 前臂骨折**

步骤1 协助患者屈肘90°,拇指向上。

步骤2 取两块合适的夹板,其长度超过肘关节至腕关节的长度。

步骤3 将夹板分别置于前臂的内、外侧。

步骤4 用绷带将两端固定牢。

步骤5 再用三角巾将前臂悬吊于胸前,呈功能位。

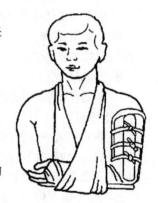

图5-26 肱骨骨折固定法

**4. 大腿骨折**

步骤1 取一长夹板放在伤侧的外侧,长度自足跟至腰部或腋窝。

步骤2 另一夹板置于伤腿内侧,长度自足跟至大腿根部。

步骤3 用绷带或三角巾分段将夹板固定(图5-27)。

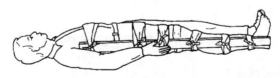

图5-27 大腿骨折固定法

5. 小腿骨折

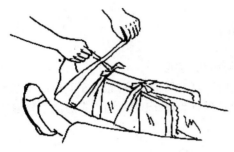

图 5-28　小腿骨折固定法

步骤 1　取长短相等的夹板（从足跟至大腿）两块。

步骤 2　分别放在伤腿的内、外侧。

步骤 3　用绷带分段扎牢（图 5-28）。若紧急情况下无夹板时，可借助伤员健肢，将其与伤肢分段绷扎固定，注意在关节和两小腿之间的空隙处垫以纱布或其他软织物以防包扎后骨折部位弯曲。

6. 脊柱骨折

步骤 1　疑有脊柱损伤者，均不可任意搬动，应立即予以制止（图 5-29）。

步骤 2　如怀疑有颈椎损伤者，急救者应先稳定自己，用"五形拳"的方法徒手固定后再用颈托固定伤者，避免加重颈椎损伤。

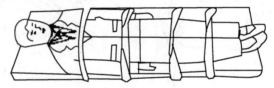

图 5-29　胸椎、腰椎骨折固定法

### （三）整理床单位及用物

协助患者取舒适体位，整理用物。

### （四）处置用物

按医院感染管理办法规定，分类进行用物处置。

### （五）记录

洗手，将处理患者的伤情如包扎情况、生命体征、特殊情况等记录在急救护理程序单上并签名。

**【注意事项】**

1. 置患者于适当位置，就地施救。

2. 夹板与皮肤、关节、骨突出部位之间加衬垫，固定时操作要轻。

3. 先固定骨折的上端（近心端），再固定下端（远心端），绑带不要系在骨折处。

4. 前臂、小腿部位的骨折，尽可能在损伤部位的两面三刀侧放置夹板固定，以防止肢体旋转及避免骨折断端相互接触。

5. 固定后，上肢为屈肘位，下肢呈伸直位。

6. 应露出指（趾）端，便于检查末梢血液循环。

**【护患沟通】**

1. 告知患者损伤部位固定的情况。

2. 注意休息，多饮水，伤肢制动，避免情绪激动而导致伤口再次损伤。

3. 如有不适（出血、疼痛）应立即告诉急救人员。

4. 向患者表示感谢，谢谢配合。

## 附　脊柱损伤患者固定搬运技术规范

考核时间：4min 内完成操作。

考核资源：脊柱固定担架、固定带、颈托、头部固定器（表 5-1）。

表 5-1　脊柱损伤患者固定搬运技术规范

| 项目总分 | 项目内容 | 技术要求 | 评分细则 | 分值 |
|---|---|---|---|---|
| 素质要求(3 分) | 报告内容 | 语言流畅清晰,具有急救意识 | 一项不规范扣 1 分 | 1 |
| | 仪表举止 | 仪表大方,举止端庄,轻盈矫健 | 一项不规范扣 1 分 | 1 |
| | 服装服饰 | 服装鞋帽整洁,头发、着装符合要求 | 一项不规范扣 1 分 | 1 |
| 操作前准备(5 分) | 患者 | 仰卧于平坦地面上 | | 1 |
| | 环境 | 评估现场环境是否安全(口述) | 未评估扣 2 分,报告不清楚扣 1 分 | 2 |
| | 用物 | 用物准备齐全 | 差一项扣 1 分 | 2 |
| | 现场评估判断(2 分) | 患者高处坠落,神志清楚,诉颈部疼痛,伴下肢感觉障碍,怀疑颈椎损伤,按颈椎损伤处理,请助手准备颈托、脊椎板,请最好不要随意移动。(口述) | 未评估扣 2 分,报告不清楚扣 1 分 | |
| | 调整颈部位置:(11 分) | 急救员位置正确 | 不正确扣 1 分 | 1 |
| | | 术者使用头锁手形正确 | 不正确扣 3 分 | 3 |
| | | 术者体姿正确 | 不正确扣 2 分 | 2 |
| | | 术者调整颈部位置正确 | 不正确扣 2 分 | 2 |
| | | 助手使用胸锁正确 | 不正确扣 3 分 | 3 |
| | 检查头颈部(5 分) | 检查顺序和方法正确 | 顺序不正确扣 2 分 方法不正确扣 3 分 | 5 |
| | 上颈托 (9 分) | 测量颈部长度手形正确 | 不正确扣 3 分 | 3 |
| | | 调整颈托 | 不正确扣 3 分 | 3 |
| 操作步骤(84 分) | | 颈托使用方法正确,安置得当 | 不正确扣 3 分 | 3 |
| | 全身检查判断伤情 (5 分) | 检查顺序和方法正确 | 顺序不正确扣 2 分 方法不正确扣 3 分 | 5 |
| | 上脊椎板(3 分) | 放置方法正确 | 此项未做扣 3 分 | 3 |
| | 整体侧翻(9 分) | 伤者轴位翻动于侧卧位 | 方法不正确扣 2 分 | 3 |
| | | 动作协调、平稳 | 动作不协调扣 2 分 | 3 |
| | | 助手检查伤员脊椎及背部情况(报告) | 未检查扣 2 分,未报告扣 1 分 | 3 |
| 操作步骤 | 放置脊椎板(2 分) | 将脊椎板安置于伤员背部适当的位置 | | 2 |
| | 脊椎板平移(推)伤员(18 分) | 伤者轴位翻动于仰卧位助手用胸锁手法固定头颈,手法正确术者固定头颈手法正确 | 方法不正确扣 2 分 手法不正确扣 2 分 手法不正确扣 2 分 | 3 3 3 |
| | | 伤员位于脊椎板适当位置 | | 3 |
| | | 急救员体姿态正确 | | 3 |
| | | 急救员动作正确,协调、平稳 | | 3 |
| | 头部固定(6 分) | 助手使用胸锁手法正确 | 手法不正确扣 3 分 | 3 |
| | | 术者安置头部固定器 | 未安置扣 3 分 | 3 |
| | 脊椎板约束带固定 (8 分) | 规范固定 | 不规范扣 2 分 | 3 |
| | | 固定带松紧度适当 | 松紧不适宜扣 5 分 | 5 |
| | 再次检查伤员(2 分) | 检查患者颈动脉 | 此项未做扣 2 分 | 2 |
| | 搬运伤员(4 分) | 平稳抬起伤者再放下(举手示意,计时完毕) | 共 4min | 4 |

续表

| 项目总分 | 项目内容 | 技术要求 | 评分细则 | 分值 |
|---|---|---|---|---|
| 操作后处理(2分) | 拆下用物 | 取下约束带,头部固定器,颈托 | 评委发出口令"拆"开始计时,拆完报告计时结束。共1分30秒 | 2 |
| 综合评价(6分) | 熟练程度 | 操作手法规范,口令简洁,动作流畅 | 每一项不规范扣2分 | 6 |
| 总分 | | | 100 | |

注:各项操作过程每超过15秒扣1分,超过1min扣4分,操作提前不加分。

(李红莉　吴元勇)

# 任务四　创伤患者搬运技术

**病例**

　　某建筑工地发生房屋倒塌,导致多工人受伤,有腰椎损伤的、四肢骨折的、软组织损伤的等。经"120"医护人员现场急救处理后,急需转医院进一步治疗。

　　问题:作为"120"随诊的急救护士,该怎样将这些患者搬运到"120"急救车上?

**【目的】**

将患者正确、安全运送到医院进行下一步的治疗。

**【适用范围】**

1. 任何原因导致的损伤。

2. 外科手术患者搬运。

**【操作步骤】**

**(一) 准备**

1. 环境准备　环境符合要求,便于操作。

2. 护士准备　着装整洁、精神饱满、穿平底鞋。

3. 物品准备　担架(四轮担架、帆布担架,铲式担架、板式担架,也可用替代品如绳索、被服等制成结实的担架)

4. 患者准备

核对:姓名。

告知:搬运目的、方法、注意事项,取得患者配合,避免再次损伤。

评估:了解由于搬运有无影响生命体征、局部、特殊的变化,如体位的改变引起不适、途中救护车的晃荡等。评估患者心理反应,安慰患者。

**(二) 实施方法**

1. 担架搬运法

步骤1　由3~4人合成一组,将患者移上担架,患者头部在后,脚在前,抬担架的人脚步、行动要一致。

步骤2　向低处抬时(下楼),前面的人要抬高,后面的人要放低,使患者保持在水平状态,上台阶时则相反,走在担架后面的人要注意观察患者情况。

2. 徒手搬运法　病情轻、路途近又找不到担架时用。

步骤1　单人搬运法

（1）扶持法　适用于伤势较轻的患者。救护者站在患者一侧,使患者靠近他的一臂,揽着自己的头颈,然后救护者用外侧的手牵着他的手腕,另一手伸过患者背部扶持他的腰,使其身体略靠着救护者,扶着行走。

（2）抱持法　患者如能站立,救护者站于患者一侧,一手托其背部,一手托其大腿,将其抱起,患者若有知觉,可让其一手抱住救护者的颈部。

（3）背负法　救护者站在患者前面,呈同一方向,微弯背部,将病员背起,胸部创伤患者不宜采用。如患者卧于地上,不能站立时,则救护人员可躺在患者一侧,一手紧握伤员肩,另一手抱其腿,用力翻身,使其负于救护者背上,而后慢慢站起(图5-30)。

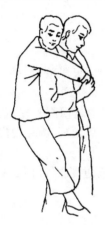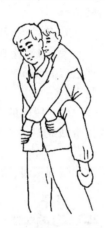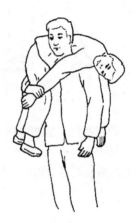

图5-30　背负法

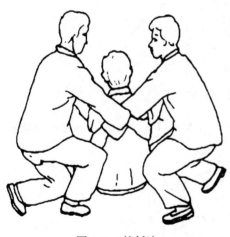

图5-31　椅托法

步骤2　双人搬运法

（1）椅托法　甲乙两个救护者在患者两侧对立。甲以右膝,乙以左膝跪地,各以一手伸入患者大腿下方而相互十字交叉紧握,另一手彼此交替支持患者背部(图5-31)。此法可适用于病员神志不清,无法合作者。

（2）轿式法　救护者右手紧握自己的左手手腕,左手紧握另一救护者的右手手腕,以形成口字形。使患者坐上,并伸开双臂搂住搬运者的颈部,即可行走。此法用于患者神志清醒者。

（3）拉车式　甲救护者站在患者头端,两手从患者腋下抬起,将其头背抱在自己怀内,乙救护者蹲在患者两腿中间,同时用两手夹住患者的两腿,面向前,然后步调一致慢慢将患者抬起(图5-32)。

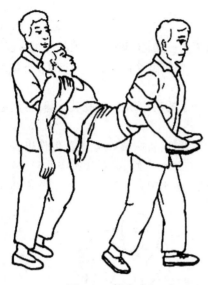

图5-32　拉车式

步骤3　多人搬运法

（1）三人搬运　甲救护者托住患者肩胛部，乙救护者托住患者臀部和腰部，丙救护者托住患者两下肢，三人同时把患者轻轻抬放到硬板担架上。此法常用于疑有胸、腰椎骨折的患者搬运。

（2）六人搬运　可每组3人，两组人员面对面站立。2人专管头部的牵引固定，使头部始终保持与躯干成直线的位置。另2人托住患者臂背，还有2人托住患者双下肢，然后齐步一致地朝患者头侧方向前进。该法常用于有脊椎受伤而救护者众多的患者的搬运。

3. 特殊患者搬运方法

步骤1　腹部内脏脱出的伤员

（1）伤员双腿屈曲，腹肌放松，防止内脏继续脱出。

（2）脱出的内脏严禁送回腹腔，防止加重感染。可用大小适当的碗扣住内脏或取伤员的腰带做成略大于脱出内脏的环，围住脱出的脏器，然后用三角巾包扎固定。

（3）包扎后取仰卧位，屈曲下肢，并注意腹部保暖，防止肠管过度胀气（图5-33）。

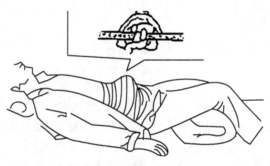

图5-33　特殊患者的搬运

步骤2　昏迷伤员　使患者侧卧或俯卧于担架上，头偏向一侧，以利于呼吸道分泌物引流（图5-34）。

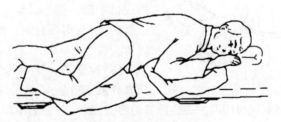

图5-34　昏迷伤员的搬运

步骤3　骨盆损伤伤员

（1）将骨盆用三角巾或大块包伤材料作环行包扎。

（2）运送时让伤员仰卧于门板或硬质担架上，膝微曲，下部加垫（图5-35）。

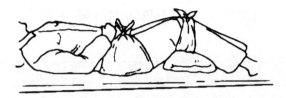

图 5-35 骨盆损伤伤员的搬运

步骤 4 脊柱损伤的伤员 搬运时,应严防颈部和躯干前屈或扭转,应使脊柱保持伸直(图 5-36)。

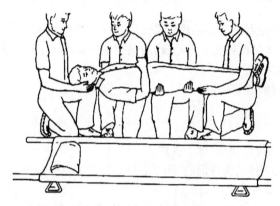

图 5-36 脊柱损伤伤员的搬运

### (三)整理床单位及用物

协助患者取舒适体位,按要求分类整理用物,应及时补充急救物品,使其处于完好备用状态。

### (四)处置用物

按医用垃圾和生活垃圾分别处置用物,避免污染环境。

### (五)记录

洗手,应准确记录现场伤员的情况、途中伤情的变化、已采取的急救措施及目前的情况等,以便对伤员再进一步的救治及护理;操作的过程;使用的物品(药品),可作为伤情动态变化的依据。

【注意事项】

1. 搬运患者首先应检查头、颈、胸、腹和四肢是否有损伤,如果有损伤,应先做急救处理。

2. 搬运方法正确,防止患者再次损伤。

3. 用担架搬运时,搬运者步调协调一致。一般头略高于脚,行进时伤者脚在前,头在后。

4. 做好途中护理,密切观察病情。注意神志、呼吸、脉搏以及病(伤)势的变化。

5. 用汽车、大车运送时,床位要固定,防止启动、刹车时晃动使伤者再度受伤。

【护患沟通】

1. 告知患者伤情处理的结果。

2. 注意休息,多饮水,伤肢制动,避免情绪激动、剧烈运动。

3. 如有不适(出血、疼痛)应立即告诉急救人员。

4. 向患者表示感谢,谢谢配合。

(李红莉 桂 琛)

# 任务五　徒手心肺复苏术

**病例**

　　王先生,60 岁,晨练时突然倒在地上,在医院上班的张护士恰好也在旁边锻炼,看到有人昏倒,马上过来,初步检查,发现患者意识丧失,大动脉搏动消失,瞳孔变大,叫旁边的人打电话给"120",同时张护士对患者进行了胸外心脏按压术。经过抢救,患者苏醒过来。

　　问题:张护士是如何判断患者呼吸心搏骤停的? 胸外心脏按压术具体操作步骤有哪些?

## 【目的】

　　胸外心脏按压是在患者突发心跳呼吸骤停后,向心、脑及全身重要器官供氧,延长机体耐受临床死亡时间,使其恢复循环和自主呼吸,加强脑保护措施而采取的紧急医疗急救措施。

## 【适用范围】

任何原因导致的呼吸心搏骤停。

## 【操作步骤】

### (一) 准备

1. 环境准备　环境符合要求,便于操作。

2. 护士准备　着装整洁、精神饱满、穿平底鞋。抢救者双腿分开,一条腿的膝盖对着患者的肩部,另一条腿的膝盖对着患者的肚脐。

3. 物品准备　纱布 3~5 块、舌钳、开口器、电筒、弯盘 2 个、换药碗 1 个。

4. 患者准备　患者仰卧于地上(或硬板床上)并松解衣扣、裤带,暴露胸壁。

评估:是否呼吸心搏骤停,环境安全。

### (二) 实施方法

1. 判断意识

步骤　抢救者轻拍患者的双肩部并大声呼喊患者,如无反应即可判断为意识丧失。

2. 判断呼吸

步骤1　使患者仰卧于地上或硬板上,抢救者将耳朵贴近患者的口鼻处,头转向患者胸部。

步骤2　看胸廓有无起伏。

步骤3　听呼吸道有无气流呼出的声音。

步骤4　感觉面颊有无气流通过。

3. 判断心搏停止

步骤1　触及颈动脉　抢救者站在患者一侧,一只手放在患者前额,另一只手的食指和中指并拢,置于患者的气管,两手指下滑到气管与颈侧肌肉之间的沟内即可触及颈动脉;或者可先触及喉结,然后向靠近抢救者的一侧滑移 2~3cm 至胸锁乳突肌内侧缘的凹陷处轻轻触摸颈动脉。

步骤2　判断颈动脉有无搏动,若无搏动即为心搏停止,判断脉搏的时间不应超过 10s。

4. 徒手心肺复苏术　基础生命支持(BLS)主要由人工循环(circulation)、开放气道(airway)、人工呼吸(breathing)三步骤组成,简称"CAB"。

步骤1　人工循环(Circulation,C)

(1)将患者平卧于地板上或硬板床上,下肢抬高以利静脉血回流。

(2)救护者应靠患者一侧,根据患者所处位置的高低采用跪式或加用脚凳等不同方式。

(3)定位　按压部位在胸骨中、下 1/3 交界处,定位时救护者用食指和中指,沿患者肋弓下缘,向上滑行到两侧肋弓的汇合点。将中指放于胸骨下切迹处,食指与中指并拢,另一手的掌根置于食指旁,再将定位手的掌根放在另一手的手背上。

（4）两手掌根重叠，十指相扣，手指翘起离开胸壁，保持下压力量集中于胸骨上。

（5）按压时救护者的双肩位于双手的正上方，肘关节伸直，上半身前倾，依靠上半身的重量，通过双臂和双手掌垂直向胸骨加压，随后放松，使胸廓自行复位。

（6）按压深度至少5cm，按压频率至少100次/分以上，按压与放松时间相等。如此反复操作，按压时心脏排血，松开时心脏再充盈，形成人工循环。

步骤2　开放气道（Airway，A）：患者无意识时，肌张力下降，舌体和会厌会导致咽喉部阻塞，所以开放气道是复苏的关键。

（1）将患者仰卧在平坦、坚硬的地面或硬板上，清除患者口腔、鼻腔内的异物。

（2）畅通气道

1）仰头提颏法：施救者一手放在患者前额，手掌用力向后压使其头后仰，另一手的食、中指抬起下颏，使下颏尖、耳垂的连线与地面垂直。但要注意操作时不要深压颏下软组织，以免压迫气道。

2）托颌法　施救者把手放置在患者头部两侧，肘部支撑在患者躺的平面上，握住下颌角，用力向上托下颌，使下颌骨前移。

3）托颈压额法　施救者一手托起患者颈部，另一手以小鱼际肌侧下按患者前额，使其头后仰，颈部抬起。

步骤3　人工呼吸（Breathing，B）

（1）将患者仰卧硬板床或地面上，上肢放于身体两侧。

（2）抢救者位于被抢救者的头胸之间，用拇指、食指捏紧患者的鼻孔（防止吹气时气体从鼻孔逸出），深吸一口气后，双唇紧密包绕患者口部形成一个封闭腔，深而快地向患者口内吹气，吹气量每次400～600ml，每次应持续1s以上。

（3）抢救者侧转头稍抬起换气，同时放开捏鼻孔的手，使患者的胸肺弹性回缩，被动地完成呼气。

（4）口对口人工呼吸时每分钟均匀吹气10～12次，每次吹气应持续2秒以上，看见患者胸廓抬起方为有效。在操作中要注意必须尽量吸气，吹出时必须用力，这样可使吹出气体中氧浓度达16%以上。

5. 复苏成功的标志，大动脉恢复搏动、自主呼吸恢复、面颊口唇由发绀转为红润、瞳孔由大变小，并有对光反射存在、即可判断心跳呼吸恢复，将进行下一步生命支持。

**（三）整理床单位及用物**

操作完毕按要求分类整理用物，应及时补充急救物品，使其处于完好备用状态，以备下次使用。

**（四）处置用物**

按医用垃圾和生活垃圾分别处置用物，避免污染环境。

**（五）记录**

操作完毕后应准确记录伤员现场的处理情况，已采取的急救措施及目前的情况等，以便对伤员再进一步的救治及护理，操作的过程，使用的物品（药品）可作为伤情动态变化的法律依据。

**【注意事项】**

1. 准确判断，及时抢救。

2. 方法正确，抢救有效。

3. 呼救与抢救并重，提高抢救成功率。

4. 急救知识，全面普及。

**【护患沟通】**

1. 告知患者伤情处理的情况。

2. 安慰患者不要紧张，医护人员随时在你身边关心、急救。

3. 将到医院进行"进一步的生命支持"。有告知患者护士会巡查病房，如需要请及时按铃呼叫。

4. 向患者表示感谢，谢谢配合。

# 附 成人基础生命支持操作考核标准

| 项目 | 内容 | 操作要求 | | 标准分 | 扣分 | 得分 |
|---|---|---|---|---|---|---|
| 心肺复苏 | 1. 准备 | 戴手套 | | 1 | | |
| | 2. 评估环境 | 观察周围环境,确定安全 | | 1 | | |
| | 3. 判断意识 | 拍患者双肩 | | 2 | | |
| | | 分别对双耳呼叫、呼叫声响有效 | | 2 | | |
| | 4. 摆放体位 | 医生与患者体位正确 | | 1 | | |
| | | 检查颈动脉搏动方法正确 | | 3 | | |
| | 5. 胸外心脏按压 | 判断时间 5~10s | | 1 | | |
| | | 扣手,两肘关节伸直 | | 3 | | |
| | | 以身体重量垂直下压,压力均匀 | | 5 | | |
| | | 有效按压<br>(仅亮绿灯为有效,<br>每次0.3分) | 第一周期 | 10 | | |
| | | | 第二周期 | 10 | | |
| | | | 第三周期 | 10 | | |
| | | | 第四周期 | 10 | | |
| | | | 第五周期 | 10 | | |
| | | 观察患者面色 | | 1 | | |
| | | 观察口腔有误异物 | | 1 | | |
| | 6. 开放气道 | 压额抬颏方法正确 | | 3 | | |
| | | 判断自主呼吸动作规范 | | 3 | | |
| | 7. 人工呼吸 | 判断时间 5~10s | | 1 | | |
| | | 有效人工呼吸<br>(仅绿灯亮为有效,<br>每次0.25分) | 第一周期 | 2 | | |
| | | | 第二周期 | 2 | | |
| | | | 第三周期 | 2 | | |
| | | | 第四周期 | 2 | | |
| | | | 第五周期 | 2 | | |
| | | 观察患者胸廓起伏情况 | | 1 | | |
| | | 判断大动脉搏动、呼吸是否恢复 | | 2 | | |
| | | 面颊口唇转红润、瞳孔对光反射恢复 | | 3 | | |
| | 8. 复检 | 判断时间 5~10s | | 1 | | |
| | 9. 从拍患者双肩开始至最后二次人工呼吸结束的时间要求 | 150~160秒(5分) | | 5 | | |
| | | 161~165秒(4分) | | | | |
| | | 166~170秒(3分) | | | | |
| | | 超过170秒不得分 | | | | |
| | | 少于150秒,则每5s扣1分 | | | | |
| | | 135秒以下不得分 | | | | |
| 总分 | | | | 100分 | | |

(李红莉 桂琛)

# 项目六　妇产科护理技术

## 任务一　女性生殖系统解剖

**病例**

每一个女孩都要经历青春期发育的重要阶段,对于这个阶段身体的明显变化很多女孩都会感到好奇。如果要对青春期的少女进行健康教育,讲解相关女性生殖系统的解剖知识,你如何讲解以下知识。

问题:1. 女性内、外生殖器官包括哪些,解剖位置及功能?

2. 女性骨盆和男性骨盆有何不同?

3. 女性生殖器的邻近器官有哪些? 相互有何关系和影响?

**【目的】**

1. 通过掌握女性骨盆的分界、骨性标志及各平面的特点的相关知识,为孕妇产前检查的护理评估及护理提供依据。

2. 通过熟悉女性内、外生殖器官解剖及与邻近器官的关系,达到为不同生理阶段的妇女提供健康教育的目的。

**【适用范围】**

1. 正常未孕女性健康指导。

2. 孕妇健康指导。

**【操作步骤】**

**(一) 准备**

1. 环境准备　环境清洁,安静。

2. 护士准备　衣帽整齐,符合要求,修剪指甲、洗手、戴口罩。

3. 用物准备　女性骨盆标本、女性骨盆模型、女性内、外生殖器模型(包括邻近器官)。

**(二) 实施方法**

1. 女性生殖系统解剖知识

步骤1　骨盆

(1) 骨盆的组成　①骨骼:骶骨、尾骨、髋骨(由坐骨、髂骨、耻骨融合形成);②骨性标志:骶骨岬、坐骨棘、耻骨联合、坐骨结节;③关节:骶髂关节、骶尾关节、耻骨联合、耻骨弓;④韧带:骶棘韧带、骶结节韧带(图6-1)。

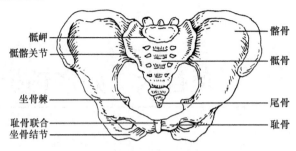

图 6-1　正常女性骨盆(前上观)

(2)骨盆的分界　假骨盆(大骨盆)、骨盆入口、真骨盆(小骨盆)、骨盆出口。

(3)骨盆各平面及正常值(表 6-1)。

表 6-1　骨盆各平面及正常值

| | 前后径(cm) | 横径(cm) | 斜径(cm) | 形态特点 |
| --- | --- | --- | --- | --- |
| 入口平面 | 11 | 13 | 12.75 | 近似横椭圆 |
| 中骨盆平面(最小平面) | 11.5 | 10 | — | 近似纵椭圆 |
| 出口平面 | 1.5 | 9 | 前矢状径 6 后矢状径 8.5 | 两个不在同一平面上的三角形 |

女性骨盆的特点:浅、宽、大,耻骨弓角度90°,骶骨弯曲。

步骤 2　女性外生殖器

(1)阴阜　有倒三角形阴毛覆盖。

(2)大阴唇　皮下脂肪层含丰富血管、淋巴管和神经,易形成血肿。

(3)小阴唇。

(4)阴蒂　神经丰富,极敏感。

(5)阴道前庭　包括尿道口、阴道口、处女膜、前庭大腺。

步骤 3　女性内生殖器

(1)阴道　前壁长 7~9cm,后壁长 10~12cm,后壁临子宫直肠陷凹,后穹隆为临床上常用的穿刺部位。

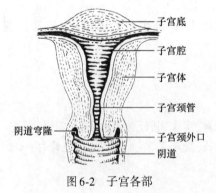

图 6-2　子宫各部

(2)子宫　①位置:骨盆中央,前倾前屈位;②形状:倒置扁梨形;③组织结构:(子宫体、子宫底、子宫角、子宫颈、子宫峡部、子宫颈口)(图6-2)。

(3)输卵管　由远及近分为伞部、壶腹部、峡部、间质部四部。

(4)卵巢　大小为 4cm×3cm×1cm。

步骤 4　邻近器官

(1)膀胱 位于子宫前下方,检查及手术前需排空。

(2)直肠　位于子宫及阴道后方。

(3)尿道　长 4~5cm,短而直,尿道口接近阴道口,易感染。

步骤 5　会阴

(1)指阴道口到肛门之间的软组织,长:2~3cm,厚:4~5cm,分娩时变薄:2~4mm。

（2）分娩时要保护此区,以免造成会阴裂伤。

2. 学生分组观察模型,找到对应的解剖位置及结构,加深记忆。

3. 教师提问,让学生在模型上指出提问的解剖位置。

**（三）整理用物**

**【护患沟通】**

1. 保持外阴清洁,常用温开水清洗外阴,勤换内裤。

2. 青春期少女尽量避免长期穿高跟鞋,以免影响骨盆的正常发育和形态。

（贾　佳）

# 任务二　妊娠生理:妊娠子宫及胎儿附属物

**病例**

当我们身边的已婚女性身体出现异样感觉,即将成为准妈妈时,都渴望尽可能多了解一些妊娠相关知识。当准妈妈们问及以下妊娠生理知识时,你该如何回答?

问题:1. 什么是妊娠? 要妊娠多长时间?

2. 胎儿是靠什么生长发育正常的?

3. 胎儿发育有哪些特征?

**【目的】**

通过熟悉胎儿发育的过程及胎儿附属物的组成及其功能,能够对不同孕期的孕妇进行健康教育及孕期指导。

**【适用范围】**

不同孕期的孕妇的健康指导。

**【操作步骤】**

**（一）准备**

1. 环境准备　环境清洁,安静。

2. 护士准备　衣帽整齐,符合要求,修剪指甲、洗手、戴口罩。

3. 用物准备　各妊娠月子宫及胎儿模型、各妊娠月胎儿标本、胎儿附属物标本、胎儿附属物模型。

**（二）实施方法**

步骤1　认识各妊娠月子宫及胎儿发育的特点(表6-2):

表6-2

| 孕期 | 胎儿(胚胎)发育特点 |
| --- | --- |
| 8w 末 | 初具人形,易受影响致畸 |
| 16w 末 | 可确定性别,有些孕妇初感胎动 |
| 20w 末 | 具备吞咽,排尿能力,腹壁可听到胎心音 |
| 28w 末 | 肺泡表面活性物质少,娩出后可能存活,为早产儿 |
| 40w 末 | 发育成熟,为足月成熟儿,出生后能很好存活。身长50cm,体重大于3kg;毳毛已退,指甲超过指端,哭声响亮;男婴睾丸下降,女婴大小阴唇发育良好。 |

步骤 2    胎儿附属物的结构及功能(图6-3):

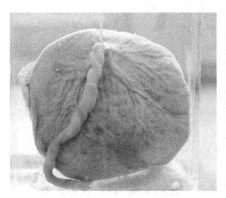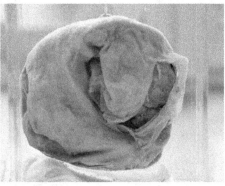

图 6-3    胎儿附属物结构

(1) 胎盘    ①组成:底蜕膜、叶状绒毛膜、羊膜;②特点:椭圆形,直径 16 ~ 20cm,厚 1 ~ 3cm,重量约为胎儿体重的 1/6;③构成:母体面:粗糙,有 18 ~ 20 个胎盘小叶。胎儿面:光滑,有羊膜覆盖,血管、脐带附着;④功能:物质交换;防御功能;内分泌功能。

(2) 胎膜:功能:物质转运,羊水交换。

(3) 脐带:①长约 30 ~ 70cm,小于 30cm 为脐带过短,大于 70cm 为脐带过长;②特点:内有 2 条动脉,1 条静脉;③功能:物质交换的通道。

(4) 羊水:①性状:妊娠早期羊水为无色透明液体,妊娠足月羊水则略显混浊,不透明,可见羊水内悬有小片状物,包括胎脂、毳毛等胎儿成分;②量:足月时约 1000ml 左右,超过 2000ml 为羊水过多,少于 300ml 为羊水过少;③功能:保护胎儿:保温;缓冲外力;防止粘连;监测胎儿。保护母体:减少母体不适;扩张宫颈;冲洗润滑产道。

**(三) 整理用物**

**【护患沟通】**

1. 孕妇应避免接触有毒有害物质(例如:吸烟、饮酒、养宠物等),以免影响胎儿发育甚至导致胎儿畸形。

2. 避免滥用药物,如需用药需在医生指导下合理用药。

3. 妊娠期按时做产前检查,及时发现母儿的异常。

(贾  佳)

# 任务三    骨盆外测量、腹部四步触诊及宫高、腹围测量

**病例**

25 岁孕妇,月经周期规律,周期 35 日,末次月经为 2012 年 4 月 7 日。

问题:1. 请计算出预产期是什么日期?

2. 如果接诊时妊娠 7 个月,可为孕妇做哪些常规产检项目?

**【目的】**

通过对孕妇腹部四步触诊、骨盆外测量,测量宫高、腹围,了解胎儿的发育情况及产妇的骨盆情况,为分娩方式的选择提供依据。

【适用范围】

孕妇产前检查。

【操作步骤】

## （一）准备

1. 环境准备 环境清洁,安静,温度适宜,屏风遮挡。

2. 护士准备 衣帽整齐,符合要求,修剪指甲、洗手、戴口罩。

3. 用物准备 孕妇模型、骨盆模型、骨盆测量仪、软尺。

4. 孕妇准备

核对:核对姓名。

告知:嘱排空膀胱、直肠,告知测量的目的、方法、注意事项,取得孕妇配合。

评估:了解身体状况及既往产前检查的结果,如预产期、是否有外伤史等。

## （二）实施方法

1. 腹部四部触法

步骤1 检查者面对孕妇头部,两手置于子宫底部,检查子宫底高度,根据其高度估计胎儿大小与妊娠月份是否相符,同时分辨在子宫底部是胎头或是胎臀。

步骤2 检查者仍面对孕妇头部,两手各放于子宫一侧,交替向下按压进行检查,判断胎背及胎儿四肢的位置,如胎儿的四肢有活动,则诊断更易明确。胎背方向与先露部指示点有一定关系,从胎背可以间接判断胎方位。

步骤3 检查者将右手大拇指和其他四指分开,置于骨盆入口上方握住胎先露部,向上下、左右推动,了解先露部的性质及入盆情况,倘先露浮动者为未入盆。

步骤4 检查者面对孕妇足端,两手置于先露部两侧,向下深压,进一步确定先露及其入盆程度。

2. 骨盆外测量

步骤1 孕妇伸腿仰卧位,测两髂前上棘外测缘的距离,正常值为23～26cm。

步骤2 孕妇伸腿仰卧位,测两髂嵴外缘最宽距离,正常值为25～28cm。

步骤3 孕妇伸腿仰卧位,左腿屈,右腿伸,测第五腰椎棘突下至耻骨联合上缘中点的距离,正常值为18～20cm。

步骤4 孕妇仰卧抱膝,测两坐骨结节之距离,正常值为8.5～9.5cm。

3. 宫高、腹围测量

步骤1 孕妇排尿后平卧于检查床上,检查者站于孕妇右侧。让孕妇完全暴露腹部,屈膝。

步骤2 双手确切触及子宫底部,再令其双下肢伸直,用一软尺沿子宫弧度测量子宫底到耻骨联合上缘中点的距离,即为子宫底高度。用软尺经脐平测量腹周径即腹围。

步骤3 妊娠晚期常用宫高×腹围+200来估计胎儿体重。如宫高持续不增加,有胎儿宫内生长迟缓的可能。

## （三）整理床单位及用物

检查结束后嘱孕妇再次左侧卧位5～10min,帮助孕妇整理好衣裤,扶孕妇缓慢坐起,再站立下床。

## （四）处置用物

按医院感染管理办法规定,分类进行用物处置。

## （五）记录

洗手,将检查结果记录于孕妇妊娠期保健卡的相应栏内,告知孕妇下次检查时间和项目。

【健康指导】

1. 告知孕妇本次检查结果。

2. 指导孕妇继续注意合理营养,保持充足的休息并左侧卧位。

3. 指导孕妇自 28 周开始自我监测胎动,妊娠末 3 个月应尽量避免性生活,防止早产及感染。

(贾　佳)

# 任务四　胎心音听诊、胎动计数指导

**病例**

小雪,女,已婚,26 岁,妊娠 21 周,来院做产前检查。

问题:1. 该孕妇现在经腹壁能否听到胎心音? 如何听诊胎心音?

　　　2. 孕妇最早多少孕周可自觉胎动? 如何指导孕妇进行胎动计数。

【目的】

通过听诊胎心音及胎动计数,评估胎儿宫内状态。

【适用范围】

1. 胎儿宫内情况监测。

2. 孕妇产前检查。

【操作步骤】

**(一)准备**

1. 环境准备　环境清洁,安静,温度适宜,屏风遮挡

2. 护士准备　衣帽整齐,符合要求,修剪指甲、洗手、戴口罩。

3. 用物准备　胎心听诊孕妇模型、胎心听筒、胎心听诊器、多普勒胎心仪。

4. 孕妇准备

核对:核对姓名。

告知:测量的目的、方法、注意事项,取得配合。

评估:了解身体状况及既往产前检查的结果,用药情况等。

**(二)实施方法**

1. 胎心听诊

步骤 1　判断胎心音的位置:通过胎方位粗略判断。

步骤 2　用胎心听诊器(或胎心听筒)、多普勒胎心仪在孕妇腹壁听诊,妊娠 18～20 周经孕妇腹部可听到胎心音,呈双音,似钟表"滴答"声,120～160 次/分。如果每分钟胎心率大于 160 次或小于 120 次,或胎心不规律均为异常情况。

步骤 3　腹壁敏感变硬时可左侧卧位稍事休息后再听诊。

2. 胎动计数　从怀孕 7 个月(孕 28 周)至临产。

步骤 1　教孕妇自己数胎动的次数。每日早、中、晚各记胎动次数 1 次,每次记 1h。将早、中、晚 3 次记录的胎动次数相加,再乘以 4,就等于 12h 的胎动次数。

步骤 2　结果判断:如 12h 胎动达 30 次以上,反映胎儿情况良好;少于 20 次,说明胎儿异常;如果胎动少于 10 次,则提示胎儿宫内缺氧。

**（三）整理床单位及用物**

检查结束后嘱孕妇再次左侧卧位 5～10min，帮助孕妇整理好衣裤，扶孕妇缓慢坐起，再站立下床。

**（四）处置用物**

按医院感染管理办法规定，分类进行用物处置。

**（五）记录**

洗手，将检查结果记录于孕妇妊娠期保健卡的相应栏内，告知孕妇下次检查时间和项目。

**【健康指导】**

1. 告知孕妇本次检查结果。

2. 指导孕妇继续注意合理营养，保持充足的休息并左侧卧位。

3. 指导孕妇自 28 周开始自我监测胎动，如有异常应及时就诊。

（贾　佳）

# 任务五　产包准备、产程观察、外阴冲洗消毒

**病例**

产妇，26 岁，因孕 2 产 0 妊娠 39 周临产入院。目前产科检查一切正常，估计能经产道分娩。

问题：1. 应怎样进行产包准备？

2. 如何进行产程观察及会阴消毒？

**【目的】**

通过产包准备、产程中的观察及处理和会阴消毒，为分娩期妇女提供良好服务。

**【适用范围】**

1. 产程观察。

2. 经产道分娩的妇女。

**【操作步骤】**

**（一）准备**

1. 环境准备　环境清洁，安静，温度适宜，必要时屏风遮挡

2. 护士准备　衣帽整齐，符合要求，修剪指甲、洗手、戴口罩。

3. 用物准备　包布、产单、小方巾、弯盘、孔巾、腿套、手术衣、消毒卵圆钳、消毒指示卡、纱布、血管钳、持针钳、小药杯 2 个、脐带结扎线或脐带卷；产科病历（正常产程、异常产程），产程记录单和产程图表若干，胎心听诊器，无菌手套、润滑剂、产妇模型；处置车、弯盘、治疗碗、镊子、无菌罐、手套、治疗巾或一次性棉垫、冲洗壶、温开水若干、便盆、执行单等。

4. 产妇准备

核对：核对床号、姓名。

告知：产程观察及会阴消毒的目的、方法、注意事项，取得产妇配合。

评估：了解是否高危妊娠等。

**（二）实施方法**

1. 产包准备

步骤 1　备齐用物并放置于操作台一端。

步骤 2　折叠布类。

步骤 3　从下到上依次叠放产包内物品:外包布、内包布、小方巾、弯盘(其内有:纱布若干、直血管钳、持针器、会阴侧切剪、脐带卷、小药杯、新生儿吸痰管、消毒指示卡)、大孔巾、腿套、中单、双层产单。

步骤 4　包扎:

(1)内外包布包好。

(2)系带呈十字形交叉将产包扎紧(若系带呈一字形表示已消毒)。

(3)外贴指示胶带,注明科别、物品名称、消毒日期、有效期、签名。

(4)产包放于规定区域准备消毒。

步骤 5　整理用物。

2. 产程观察

步骤 1　孕妇排空膀胱,仰卧或左侧卧位于病床,适度暴露腹部及外阴部。

步骤 2　观察子宫收缩,检查宫缩频率及强弱。将手掌放于产妇宫体部。

步骤 3　严密监测胎心,在宫缩间歇期听,每次听 1min。

(1)第一产程潜伏期每隔 1~2h 听 1 次胎心音,活跃期每 15~30min 听 1 次胎心音。

(2)第二产程 5~10min 听 1 次胎心音。

步骤 4　观察产程进展,行阴道检查或肛门检查。

步骤 5　每 4~6h 测 1 次血压,如发现血压升高,则增加测量次数并给予相应处理。

步骤 6　将每次检查结果,包括宫缩、胎位、胎心、宫口扩张、先露及下降程度、有无破膜、血压等情况,分别填写到产程记录单上及描绘在产程图上。

步骤 7　在产程观察中,注意有无破膜,一旦破膜立即听胎心,观察羊水性状。

步骤 8　整理用物,洗手,记录。

3. 外阴冲洗消毒

步骤 1　嘱产妇排空膀胱,取屈膝仰卧位,双腿分开,脱去近侧裤腿,充分暴露会阴部。

步骤 2　清洁外阴

(1)铺一次性棉垫,置便盆于产妇臀下,用无菌持物镊夹取肥皂水棉球擦洗外阴,其顺序为:阴阜,大腿内侧上 1/3,大阴唇,小阴唇,会阴体至肛周、肛门。

(2)一手持镊子将消毒干棉球堵于阴道口,一手持冲洗壶用温开水冲净肥皂液。取阴道口棉球,更换手套。

步骤 3　擦干外阴。

步骤 4　消毒外阴:用 0.5% 碘伏棉球消毒,顺序为小阴唇、大阴唇、阴阜、大腿内上 1/3、会阴体至肛周、肛门。

**(三)整理床单位及用物**

协助患者取舒适体位,整理床单位及用物。

**(四)处置用物**

按医院感染管理办法规定,分类进行用物处置。

**(五)记录**

洗手,记录操作结果,向产妇交代注意事项。

**【注意事项】**

1. 外阴冲洗时应用棉球堵住阴道外口,避免冲洗液流入阴道。

2. 产程观察中注意及时记录并绘制产程图。

3. 破膜后应立即听胎心,观察羊水性状、量,并及时记录。

【护患沟通】

1. 告知产妇产程进展。

2. 注意休息,适当进食。

3. 适时告知分娩中的配合。

4. 向产妇表示感谢,谢谢配合。

（蒋　莉）

# 任务六　会阴切开缝合术护理

**病例**

某产妇,26 岁,因孕 2 产 0 妊娠 39 周临产入院。入院时产科检查一切正常,估计能经产道分娩。现宫口开全已经 2h,胎心 108 次/分,不规则,需行会阴侧切以尽快娩出胎儿。

问题:1. 会阴切开缝合术的目的是什么?

2. 应怎样进行会阴切开缝合术的术前准备?

3. 会阴切开缝合术后应怎样护理?

【目的】

通过会阴侧切缝合术护理,保障母儿安全,减轻不适,防止软产道撕裂伤。

【适用范围】

1. 产程异常的妇女。

2. 母儿异常急需结束分娩者。

【操作步骤】

**（一）准备**

1. 环境准备　环境清洁,无菌,安静,温度适宜,必要时屏风遮挡。

2. 助产士准备　修剪指甲、洗手、戴口罩、穿手术衣、戴无菌手套。

3. 用物准备注射器,长穿刺针头,会阴侧切剪刀,缝合针若干枚,止血钳,带尾纱布 1 块,持针器,巾钳,治疗碗,有齿镊,无齿镊,可吸收缝线,纱布数块,治疗巾,普鲁卡因 20ml 或利多卡因等。

4. 产妇准备

核对:核对床号、姓名。

告知:会阴侧切术的目的、注意事项,取得产妇配合。

评估:了解会阴情况及胎儿大小等。

**（二）实施方法**

步骤 1　产妇取膀胱截石位,外阴常规消毒、铺巾。

步骤 2　行阴部神经阻滞或局部浸润麻醉。

步骤 3　根据情况可行会阴侧切或会阴正中切开。

（1）会阴侧切　一般采用会阴左侧斜切开术。

（2）会阴正中切开　沿会阴后联合的中央向肛门方向垂直切开,长约 2 ~ 3cm,注意不要伤及肛门括约肌。

步骤 4　出血处立即用纱布压迫止血,小动脉出血时应予结扎。

步骤 5　检查产道撕裂情况,将一带尾纱布放入阴道内。

（1）缝合阴道黏膜。

（2）缝合肌层和皮下组织。

（3）缝合皮肤。

步骤 6　肛门检查，检查有无缝线穿透直肠黏膜，如有，应立即拆除，重新消毒缝合。

步骤 7　取出阴道内带尾纱布，再次消毒会阴切口，清洁外阴，覆盖消毒纱布及消毒会阴垫。

### （三）整理床单位及用物

1. 整理床单位，协助产妇取舒适体位，向产妇交代注意事项。

2. 整理用物。

### （四）处置用物

按医院感染管理办法规定，分类进行用物处置。

### （五）记录

洗手，记录操作结果。

**【注意事项】**

1. 会阴切开方式应根据会阴评估进行选择，尽量避免切开。

2. 会阴切开缝合后应及时将阴道内带尾纱布取出。

3. 术后应每天观察切口有无感染征象。

**【护患沟通】**

1. 告知会阴切口的缝合情况。

2. 告知会阴切开缝合术后应取健侧卧位等事项。

3. 向产妇表示感谢，谢谢配合。

（蒋　莉）

# 任务七　坐浴、会阴湿热敷、阴道灌洗、阴道上药

**病例**

产妇，26 岁，因孕 2 产 0 妊娠 39 周临产入院。入院时产科检查一切正常，估计能经产道分娩。入院后 13 小时在会阴侧切下经产道娩出一活女婴。现为产后第三天，伤口明显水肿。

问题：1. 现在能进行坐浴、阴道灌洗和上药吗？

2. 应怎样实施护理？

## 一、坐　　浴

**【目的】**

坐浴是通过水温和药液的作用，促进会阴局部血液循环，增强局部抵抗力，减轻炎症和疼痛，并使创面清洁，有利于组织修复。

**【适用范围】**

1. 阴道炎、外阴瘙痒、尿道炎、外阴感染、子宫脱垂。

2. 外阴和阴道肿物手术的术前准备。

3. 产后 7～10 日后的产妇。

【操作步骤】

**（一）准备**

1. 环境准备　环境清洁,无菌,安静,温度适宜,必要时屏风遮挡。

2. 护士准备　衣帽整齐,符合要求,修剪指甲、洗手、戴口罩。

3. 用物准备

（1）器具　坐浴盆 1 个,41～43℃的温开水 2000ml,30cm 高的坐浴架一个,无菌纱布或小毛巾 1 块。

（2）坐浴液的配置　①滴虫阴道炎:用酸性溶液坐浴,如 1:5000 高锰酸钾溶液、1% 乳酸溶液、0.5% 醋酸溶液。②老年性阴道炎:用酸性溶液或一般消毒溶液坐浴,如 1% 乳酸溶液或 0.5% 醋酸溶液或 0.1% 苯扎溴铵。③外阴阴道假丝酵母菌病:用碱性溶液坐浴,如 2%～4% 碳酸氢钠溶液。④外阴炎、非特异性炎症及外阴阴道手术的术前准备:用 1:5000 高锰酸钾溶液、0.05% 聚维酮碘溶液、0.1% 活力碘、0.1% 苯扎溴铵或洁尔阴、肤阴洁等中成药。

4. 患者准备

核对:核对床号、姓名。

告知:坐浴的目的、注意事项,取得患者配合。

评估:了解月经生育史、分泌物和生殖道情况,膀胱是否充盈。

**（二）实施方法**

步骤 1　放置坐浴盆,将坐浴盆放置于坐浴架上,内装坐浴液（根据病情按比例配置好的）2000ml。

步骤 2　患者排空膀胱后必须将整个臀部外阴浸泡在药液中,水温 40 度左右,注意防止烫伤,一般持续 20min 左右。

步骤 3　用干纱布蘸干外阴部。

**（三）操作后处理**

整理用物,消毒坐浴盆,洗手,记录。向患者交代注意事项。

**（四）处置用物**

按医院感染管理办法规定,分类进行用物处置。

【注意事项】

1. 正确选择和配制坐浴液。

2. 告知坐浴的注意事项,应注意温度适宜,时间充足,浸泡部位得当等。根据治疗需要,水温不同,分为三种坐浴。

（1）热浴　水温在 41～43℃,适用于急性炎症伴有渗出性病变者。

（2）温浴　水温在 35～37℃,适用于慢性盆腔炎和术前准备。

（3）冷浴　水温在 14～15℃,适用于膀胱、阴道松弛等。持续 2～5min 即可。

3. 孕妇及产后 7 日内的产妇、月经期和阴道流血者,禁止坐浴。

【护患沟通】

1. 告知会阴阴道情况。

2. 告知需要做的护理。

3. 向患者表示感谢,谢谢配合。

# 二、会阴湿热敷

## 【目的】

会阴湿热敷是利用热源和药物的作用直接接触患区,改善局部血液循环,提高组织活力,增加白细胞的吞噬功能,促进局部组织生长和修复,达到消炎、止痛、促进伤口愈合的目的。

## 【适用范围】

常用于会阴部的水肿、会阴血肿期的吸收、会阴伤口有硬结以及早期感染等患者。

## 【操作步骤】

### (一)准备

1. 环境准备　环境清洁,无菌,安静,温度适宜,必要时屏风遮挡。

2. 护士准备　衣帽整齐,符合要求,修剪指甲、洗手、戴口罩。

3. 用物准备　棉布垫 1 块,橡胶垫 1 块,治疗巾 1 块,带盖搪瓷缸 1 个,干纱布 2 块,医用的凡士林,若干块无菌纱布浸泡在沸水中或煮沸的 50% 硫酸镁溶液中备用。

4. 患者准备

核对:核对床号、姓名。

告知:会阴湿热敷的目的、注意事项,取得患者配合。

评估:了解月经生育史、分泌物和生殖道情况,膀胱是否充盈。

### (二)实施方法

步骤 1　臀下垫橡胶垫。

步骤 2　清除外阴部污垢。

步骤 3　湿热敷,先在病变部涂凡士林,盖上无菌纱布,然后敷上 41～48 ℃ 的湿纱布,再盖上棉布垫保温。一般 4min 更换一次热敷垫,也可以将热水袋放在棉布垫外保温,减少垫敷的更换次数。热敷面积是病损范围的 2 倍,每次敷 20～30min,每日 2～3 次。湿热敷温度一般为 41～48℃,对休克、虚脱、昏迷及术后感觉不灵敏的患者应警惕,防止烫伤。

### (三)操作后处理

整理用物,更换新的会阴垫,整理床单位,洗手,记录。向患者交代注意事项。

### (四)处置用物

按医院感染管理办法规定,分类进行用物处置。

## 【注意事项】

1. 热敷面积是病损范围的 2 倍,每次敷 20～30min,每日 2～3 次。

2. 热敷温度一般为 41～48℃,对休克、虚脱、昏迷及术后感觉不灵敏的患者应警惕,防止烫伤。

3. 会阴水肿也可用95% 乙醇湿敷。

# 三、阴 道 灌 洗

## 【目的】

阴道灌洗有收敛、热疗、消炎的作用,可促进阴道的血液循环,缓解局部充血,减少阴道分泌物,达到治疗炎症的目的。

## 【适用范围】

常用于各种阴道炎、宫颈炎的控制和治疗;子宫全切术前或阴道手术前的常规阴道准备,以防止手术后感染。

**【操作步骤】**

**（一）准备**

1. 环境准备　环境清洁,无菌,安静,温度适宜,必要时屏风遮挡。

2. 护士准备　衣帽整齐,符合要求,修剪指甲、洗手、戴口罩。

3. 用物准备　物品准备:橡胶单 1 块,一次性 PE 手套一副,治疗巾 1 块。冲洗筒 1 个,带调节夹的橡皮管 1 根,冲洗头 1 个,弯盘 1 个,便盆 1 个。常用溶液:1:5000 高锰酸钾;2:1000 碘伏溶液;4% 硼酸溶液;2% ~4% 碳酸氢钠溶液;生理盐水。

4. 患者准备

核对:核对床号、姓名。

告知:阴道灌洗的目的、注意事项,取得患者配合。

评估:了解月经生育史、分泌物和生殖道情况,膀胱是否充盈。

**（二）实施方法**

步骤 1　患者排空膀胱后,取膀胱截石位,放好橡胶单以及便盆。

步骤 2　将冲洗筒挂在离床面 60 ~70cm 处,放入水温 41 ~43 ℃ 的冲洗液 500 ~1000ml,排除管内空气。先冲洗外阴(擦洗三遍),分开小阴唇、灌洗头沿阴道纵侧壁插入达阴道后穹隆,边冲洗、边旋转。灌洗液剩约 100ml 时,拔出灌洗头,再次冲洗外阴部。扶起患者坐在便盆上,排出阴道内残留的液体,擦干外阴。

**（三）操作后处理**

整理用物,更换新的会阴垫,整理床单位,洗手,记录。向患者交代注意事项。

**（四）处置用物**

按医院感染管理办法规定,分类进行用物处置。

**【注意事项】**

1. 正确选择和配制灌洗液。

2. 灌洗筒与床沿距离不超过 70cm,以免压力过大,水流过快,药液在阴道内停留时间过短,影响治疗效果。

3. 灌洗头不宜插入过深,灌洗时动作要轻柔,切勿损伤阴道和宫颈的组织。

4. 产后 10 日或妇产科手术 2 周后的患者,若合并阴道分泌物浑浊、阴道伤口愈合不良等,可行低位灌洗,灌洗筒与床沿距离不超过 30m,以免污物进入宫腔或损伤阴道伤口。

5. 未婚女子可用导尿管灌洗阴道,不能使用窥阴器;月经期、产后 10 日内或人流术后宫颈内口未关闭、阴道出血者,不能进行阴道灌洗,以防逆行感染。

6. 宫颈癌有活动性出血者,为防止大出血,应禁止灌洗,可以行会阴擦洗。

7. 产后 10 日或妇产科手术 2 周后的患者,若合并阴道分泌物浑浊、阴道伤口愈合不良等,可行低位灌洗,灌洗筒与床沿距离不超过 30m,以免污物进入宫腔或损伤阴道伤口。

**【护患沟通】**

1. 告知会阴阴道情况。

2. 告知需要做的护理。

3. 向患者表示感谢,谢谢配合。

# 四、阴道上药

**【目的】**

阴道及宫颈上药可使药物直接作用于局部炎性病变,达到预防或治疗生殖道炎症的作用。

**【适用范围】**

常用于各种阴道炎、急慢性子宫颈炎或全宫切除术后阴道残端炎症的治疗。

**【操作步骤】**

**（一）准备**

1. 环境准备　环境清洁,无菌,安静,温度适宜,必要时屏风遮挡。

2. 护士准备　衣帽整齐,符合要求,修剪指甲、洗手、戴口罩。

3. 用物准备　阴道灌洗用物一套,干棉球、长棉签、带尾线的大棉球或纱球、长镊子、药品、一次性手套1双,阴道窥器等。

4. 患者准备

核对:核对床号、姓名。

告知:阴道上药的目的、注意事项,取得患者配合。

评估:了解月经生育史、分泌物和生殖道情况,膀胱是否充盈。

**（二）实施方法**

步骤1　先行阴道灌洗或坐浴。

步骤2　将阴道窥器暴露宫颈后,用长镊子夹取消毒干棉球擦拭宫颈及阴道穹隆的炎性分泌物,使药物直接接触炎性组织以提高疗效。

步骤3　根据病情及药物形状的不同,采用以下一种方法:

（1）纳入法　用于慢性宫颈炎颗粒增生型。凡栓剂、丸剂及片剂,如达克宁栓、甲硝唑、制霉菌素片剂等均可采用纳入法,将药物直接塞入阴道后穹隆处。对阴道滴虫、假丝酵母菌感染者、老年性阴道炎及慢性宫颈炎常用此法。可指导患者自行放置,于临睡前洗净双手或戴无菌手套用示指将药片沿阴道后壁向上向后推进,直到示指完全进入为止。

（2）涂擦法　用于急性或亚急性宫颈炎、阴道炎。一般选择新霉素、氯霉素、1%甲紫、大蒜液、20%～50%硝酸银溶液,用长棉签蘸少许药液涂于宫颈糜烂面,并插入宫颈管内口约0.5cm,然后用生理盐水棉球洗去表面残余的药液,再用棉球吸干,每周1次,2～4次为一疗程;20%或100%铬酸溶液,适应证与硝酸银局部用药相同,用棉签蘸铬酸涂于宫颈糜烂面上,糜烂面乳头较大的可反复涂药数次,使局部呈黄褐色,再用长棉签蘸药液插入宫颈管内约0.5cm持续1min。每20～30天上药1次,直至糜烂面乳头完全光滑为止。

（3）喷撒法　用于非特异性阴道炎及老年性阴道炎的粉剂药液,一般选择乙底酚、土霉素;可用喷雾器将药物直接均匀地喷在炎症组织的表面。

（4）宫颈棉球上药　用于子宫颈急性或亚急性期炎症伴出血者。常用药物有抗生素药液和止血粉等一般选择云南白药。先将带尾线的大棉球蘸上药液和药粉,再将棉球置于子宫颈处,将棉球尾线留于阴道外,并用胶布将尾线固定于阴阜侧上方,嘱患者于放药12～24h后自行牵引尾线取出棉球。

**（三）操作后处理**

整理用物,更换新的会阴垫,整理床单位,洗手,记录。向患者交代注意事项。

**（四）处置用物**

按医院感染管理办法规定,分类进行用物处置。

**【注意事项】**

1. 应用腐蚀性药物,要注意保护阴道壁及正常组织。上药前将棉球或纱布垫于阴道后壁及后穹隆部,蘸取的药液不宜过多,以免药液下流灼伤正常组织,药液涂擦后,用棉球吸干,然后如数取出棉球和纱布。

2. 上非腐蚀性药物时,应转动窥阴器,是阴道四壁均能涂布药物。

3. 月经期或子宫出血者不宜从阴道给药,避免引起逆行感染。

4. 上药期间禁止性生活。

5. 给未婚妇女上药时,可用长棉棍涂抹。棉棍上的棉花必须捻紧,涂药须顺同一方向转动,以防止棉花脱落到阴道内难以取出。

6. 宫颈棉球上药者,放药完毕切记嘱患者按时取出阴道内的棉球。

7. 阴道、宫颈局部上药一般每天一次,7~10次为一个疗程。

**【护患沟通】**

1. 告知会阴、阴道疾病情况。

2. 告知需要做的护理。

3. 向患者表示感谢,谢谢配合。

（肖 娟 蒋 莉）

# 参 考 文 献

敖新,官德元.2004. 急救护理学. 北京:高等教育出版社

程瑞峰.2001. 妇产科护理学 北京:人民卫生出版社

崔焱.2012. 儿科护理学. 北京:人民卫生出版社

费秀珍,王立新.2010. 儿科护理技术. 北京:人民卫生出版社

关红,冯小君.2012. 急危重症护理学. 北京:人民军医出版社

胡敏.2011. 儿科护理技术. 北京:人民卫生出版社

简雅娟.2009. 母婴护理. 北京:高等教育出版社

蒋莉,杨在华.2013. 妇产科护理学. 北京:中国医药科技出版社

李秋萍.2009. 内科护理学. 第2版. 北京:人民卫生出版社

芦桂芝.2013. 外科护理学. 北京:人民卫生出版社

凌斌.2012. 外科基本技能实训指导. 重庆:西南交通大学出版社

陆在英,钟南山.2010. 内科学. 第7版. 北京:人民卫生出版社

慕江兵,熊杰平.2012. 儿科护理学. 北京:人民军医出版社

宋国华,高健群.2012. 内科护理学. 北京:人民军医出版社

苏成安,孙殿凤.2013. 儿童护理. 北京:高等教育出版社

孙菁.2010. 急危重症护理学. 北京:人民卫生出版社

孙菁.2011. 健康评估. 第2版. 北京:高等教育出版社

万学红,卢雪峰.2013. 诊断学. 北京:人民卫生出版社

王水.2009. 外科学基础实践. 南京:江苏科学技术出版社

王绍锋,陆一春.2010. 健康评估. 北京:科学出版社

王曙霞等.2010. 专科护理技术操作规范及护理管理工作流程. 北京:人民军医出版社

夏泉源.2010. 内科护理学. 北京:科学出版社

许红.2011. 妇产科护理学. 长春:吉林科学技术出版社

杨丽丽.2002. 急救护理学. 南京:东南大学出版社

叶春香.2006. 儿童护理. 北京:人民卫生出版社

张玉兰.2014. 儿科护理学. 北京:人民卫生出版社

张悦怡.2009. 急重症救护新概念与新技术. 杭州:浙江大学出版社

中华护理学会.2009. 临床技术操作规范护理分册. 北京:人民军医出版社

周秀华.2007. 急危重症护理学. 北京:人民卫生出版社